日本人の病気と食の歴史

長寿大国が歩んだ苦難の道

奥田昌子
Okuda Masako

ベスト新書
588

はじめに

皆さんが本書を手に取ってくださったのは、『日本人の病気と食の歴史』という書名を見てドキリとしたからでしょうか。昔は悲惨な病気がいろいろあったんだろう、気の毒だな、と思う一方で、怖いと思うと、よけいに見たくなるのが人情です。

でも、そこに食がどう関係するのか。昔は和食ばかりだったんだろうけど、こっちは味も見た目も今と大して変わっていなそうだ。

日本の国土には、はるか古代から人が住んでいました。社会のしくみや、ものの考えかたは違っても、私たちと同じく高い知性と豊かな感性を持っていて、仕事に精を出し、犬を飼い、なごやかに食卓を囲み、ときには虫歯に悩むこともありました。

現代と違っていたのは、体の中にたいてい寄生虫がいたことと、マラリア、麻疹《はしか》、天然痘、インフルエンザ、結核、赤痢などの感染症が繰り返し流行し、一度に数万人、数十万人が亡くなる惨事が起きていたことです。脳卒中や脚気をはじめ、当時は手のほどこしようがなかった病気も頻繁に発生しました。

治療技術が限られていたなかで、人々は何とかして病を遠ざけようと知恵をしぼりました。ウグイスの黒焼き、ヘチマの皮、鯨の排泄物、桃太郎の絵、豆づくし、ヒルに吸わせる、鍼《はり》を突き刺す、鰻を我慢する、大仏を造る、たびたび改元するなど、よくぞ思いついたというものもあります。

けれども、本書の目的は、いわゆるトンデモ医療を笑うことではありません。これらの一見非科学的で遅れた治療法は、それぞれの時代にはれっきとした「科学」でした。いつの世も「科学的な」姿勢で病気に向かってきたからこそ、すべてのこころみが経験と知識となって蓄積され、真実に近づくための貴重な手がかりになりました。

ひるがえって現代の日本では、誰もが気軽に健康情報を入手でき、健康診断を受けて体の状態を確認し、必要に応じて医療を受けられる制度が整っています。

けれども、医学が進歩するにつれて明らかになったのは、病気を遠ざけ、長寿を楽しむには、薬を飲んだり、手術を受けたりするだけではとうてい足りないということでした。食生活や心のありようを含む生活習慣を正さない限り、病気の根は残ります。

なぜでしょうか。

それは、体質や病気のかかりやすさは、生活習慣によってかなりの部分が決まるからです。食生活次第で体は良いほうにも悪いほうにも変わります。食べものをうまく選び、生活習慣を整えるのが大切なのはそのためです。

健康に良いイメージのある和食も、はじめから健康に良かったわけではないのです。日本人は自分たちの体で効果を確かめながら、長い歳月をかけて和食をより良いものにしてきました。体と食のかかわり合いの歴史を調べることで、私たちは多くのことを学べるはずです。

私は医師として、日本人の体質を踏まえた予防医療を考えてきました。その立場から、日本人の病気と食の歴史をたどり、忘れてはならない教訓や、今の時代に生かすべきヒントを引き出したのが本書です。

執筆にあたっては、手の届く限りの文献、資料にあたり、正確な記述を心がけましたが、本書は歴史の専門書ではないため、内容が必ずしも通説と一致しているとは限らないことをお断りしておきます。人の年齢は現代と同じく満年齢で記載し、わかりやすさを考慮して、昔の言葉も基本的に新かなづかいで表記しました。

第1章であつかうのは医術と呪術がひとしく信頼されていた時代です。先に述べたように、当時の人にとって呪術は最先端の「科学」でした。続く第2章と第3章は争乱の時代です。日本人のための医学という視点が生まれ、天下をめざす武将らは、きそって養生にはげみました。

第4章では太平の世に花開いた食養生について調べましょう。東洋には薬と食べものは源が同じとする薬食同源という思想があります。この思想に日本人は独自のルールをもうけました。

第5章は開国の時代です。理論より実用を重視する日本の伝統的な思考法には、理論優先の西洋にはない強みがありました。そして第6章では、外圧をきっかけとする激動の時代をながめます。私たちは和食という舟の舵をどう取り、どこに向かえばよいのでしょうか。

本書の記載は縄文時代に始まり、時代を追って進んでいきますが、関心のある章から読んでいただいてかまいません。どこを開いても、病気の原因を突き止め、より効果的な治療法を探ろうとする日本人のひたむきな姿があります。

では、準備ができたところで、日本人の病気と食をめぐる1万年の旅に出かけましょう。

日本人の病気と食の歴史

長寿大国が歩んだ苦難の道◎目次

第1章　医術もまじないも「科学」だった
～縄文時代から平安時代まで

第2章 食べて健康になる思想の広がり
～鎌倉時代から安土桃山時代まで①

第3章

天下取りの鍵は健康長寿
～鎌倉時代から安土桃山時代まで②

第4章 太平の世に食養生が花開く
～江戸時代

第5章 和食を科学する時代が始まった
～明治時代、大正時代

第1章

医術もまじないも「科学」だった

～縄文時代から平安時代まで

木の実を主食に、クルミも米も食べていた縄文時代

日本列島で人が暮らし始めたのは、はるか大昔のことです。島根県にある遺跡からは11万～12万年前の石器が見つかっており、現在のところ日本最古のものと考えられています。この時期、数万年にわたって続いた氷河期が終わりを迎えようとしていました。

氷河期には北海道の半分以上にツンドラが広がり、現在では高地に生えるブナの木が西日本の平地にも茂っていたといわれています。海水が凍結したため海面が低く、日本列島は大陸とつながっていました。

その後、気温が徐々に上昇し、1万5000～1万6000年前になると森林に落葉樹が混じるようになります。これによりコナラ、クヌギなどの実、いわゆるドングリを入手できるようになって集落が生まれ、調理や貯蔵に使う土器の製造も始まりました。約1万6000年前の青森県の遺跡で発掘された土器は世界最古の土器の一つと考えられています。

こうして始まった縄文時代は、紀元前約1万1000年から紀元前300年ごろまでの約1万年にわたって続きました。国内の代表的な遺跡に青森県の三内丸山遺跡があります。世界に目を向けると、エジプトにあるクフ王のピラミッドや、ギリシャのパルテ

ノン神殿、中国大陸で万里の長城が造られたのがこの時期です。

今から6000年前には年間平均気温が現在より2度ほど高くなり、ドングリの林が東北地方のほとんどをおおうまでになりました。

日本人のルーツについてはさまざまな説がありますが、発掘された縄文人の骨から遺伝子を取り出して調べたところ、面白いことがわかりました。縄文人に近い遺伝子を受け継いでいるのはアジアでも日本人だけで、大陸や東南アジアの人の遺伝子は縄文人と大きく異なっていました。

2019年に公表された研究結果からは、縄文人の祖先が1万8000年前から3万8000年前のあいだに大陸から日本にやって来て、その後日本で独自に進化したことが示されています。

また、日本本土で暮らす現代日本人の遺伝子が縄文人と約12パーセント同じであることも明らかになりました。祖父母の親である、ひいおじいさん、ひいおばあさんは、私たちと遺伝子が12・5パーセント共通ですから、ちょうど、ひいおじいさんか、ひいおばあさんに縄文人が一人いる計算になります。アイヌ人と沖縄の人には縄文人の遺伝子がもっと濃く伝わっているようです。

縄文人はどんな暮らしをしていたのでしょうか。当時は文字がなかったため記録が残っていませんが、遺跡の調査から食生活がだいたい明らかになっています。手作りの槍を手に猪や鹿を追い回していた、というのは誤解で、おもに食べていたのは植物でした。主食にあたるのが栗、クルミ、ドングリなどの木の実です。秋に収穫して貯蔵しておけば一年中食べることができました。

木の実は穀物にはかなわないものの、比較的カロリーの高い食品です。食べられる部分100グラムで比較すると、白米が358キロカロリーなのに対して栗は164キロカロリー、ドングリの仲間が230～280キロカロリー、脂肪分が多いクルミにいたっては674キロカロリーもあります。ただし、これは、のちの時代に海外から伝わったクルミのカロリーです。

日本には江戸時代に大陸から、明治時代以降にアメリカから、二度にわたってクルミが渡来したといわれています。しかし、日本にはオニグルミやヒメグルミと呼ばれる固有のクルミがもともと生えていて、縄文時代にはすでに広く分布していました。

日本古来のクルミは海外原産のクルミとくらべると殻が堅くて厚く、食べられる部分が少ししかありません。ですが、アメリカのクルミより脂肪分が約20パーセント少ないうえに、渋味が穏やかで、深い味わいがあるそうです。現在でも東北地方では和グルミの別名でクルミそば、クルミゆべしなどが作られています。一度食べてみたいですね。

山菜やキノコは形が残らないため遺跡からは出てきませんが、おそらく食べていたと思われます。また、稲作が普及する弥生時代以前にも稲は存在し、種をまいて育てていたようです。ヒョウタンや粟、稗、栗の栽培も行われていました。

海と山の恵みを生かす知恵

植物の次に多く食べていたのが魚です。銛《もり》と釣り針を使って、近海魚を中心に、ブリ、サバ、イワシ、スズキに鯛、ヒラメ、さらにはフグまで獲っていました。ということは、どうすれば安全にフグを食べられるか知っていたことになります。

銛と釣り針は精巧に作られていて、しくみは現代のものとほとんど変わらなかったようです。イカやウニも食べていました。

同じころ、大陸では食用の牛、豚、アヒルなどの飼育がすでに始まっていました。この習慣が日本で広がらなかったのは、太平洋側でも日本海側でも寒流と暖流がぶつかり合い、漁業資源が豊富だったからでしょう。わざわざ動物を育てて肉を食べる必要がなかったのです。

図1は三内丸山遺跡から出土した縄文人の食料です。クルミの殻、鴨の骨に、鯛やサメの骨もありますね。サメを食べていたとは驚きですが、じつは淡白でおいしく、現代ではサメを使ったはんぺんは高級品として知られています。魚の次に多く食べていたのが猪や鹿などの獣肉で、弓矢を使って、ときには鯨、北日本ではトドやアザラシ、オットセイも獲っていました。

貝も大切な食料でした。貝の殻を捨てた場所が貝塚になって残っています。明治10（1877）年、汽車で新橋に向かっていたモース博士が車窓から発見した有名な大森貝塚は、縄文時代後期から晩期の遺跡です。

日本の自然がこれほどまでに豊かな恵みをもたらしてくれることに驚かされますが、縄文人は食欲にまかせて食材を採集していたわけではなく、栗の木を植えて管理し、幼い獣は捕えないなどの知恵をそなえていたようです。

この時代には調味料として塩を使うことがなかったとされています。といっても、人の体が正常に機能するには塩分の摂取が欠かせないため、魚や貝、動物を内臓までしっかり食べることで塩分を確保していたのかもしれません。また、塩の代わりに、貝を煮

図1◉縄文人は豊かな自然の恵みを食べていた

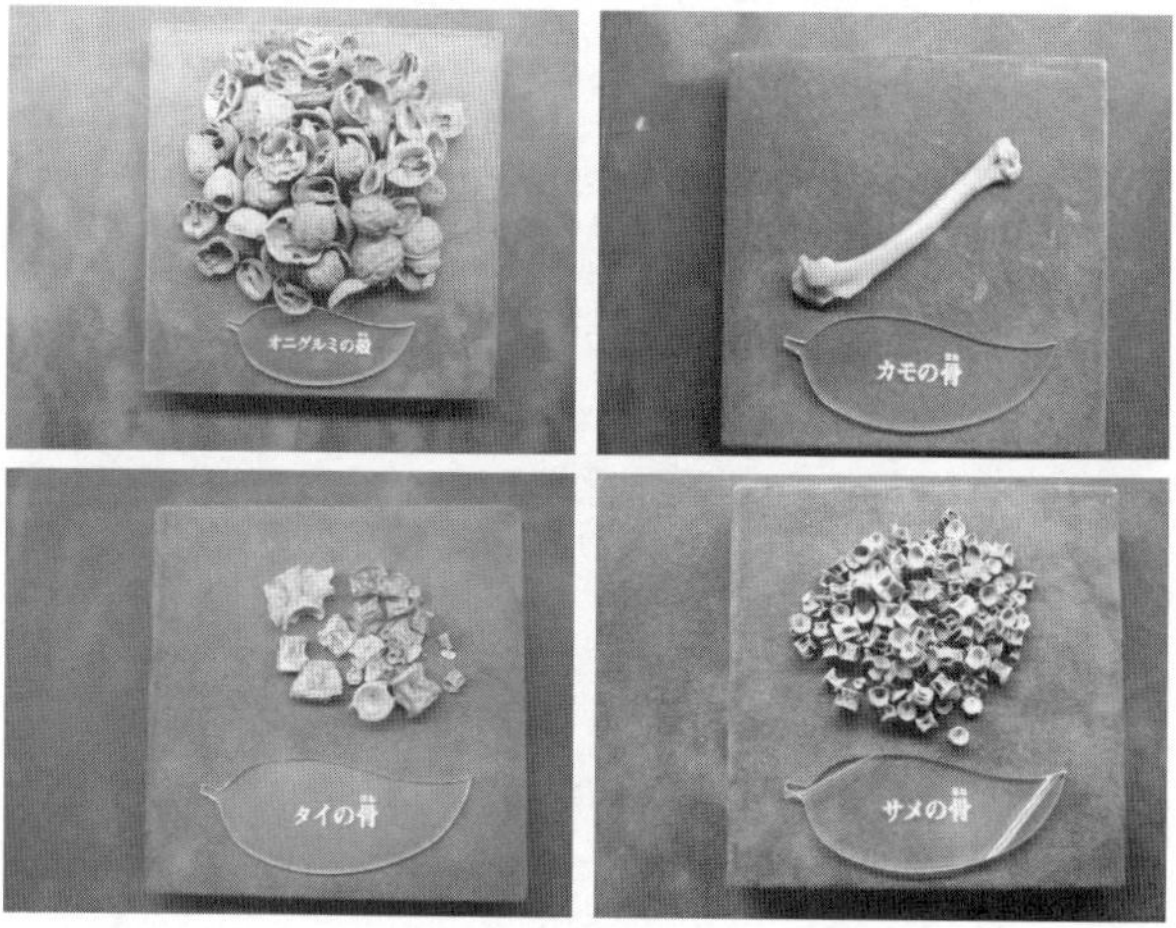

縄文人は四季おりおりの食材をあますことなく食べていました。土器を使って魚や肉を煮たり、木の実のアクを抜いたりしていたようです。

東京大学大気海洋研究所所蔵

て干したものを利用していたのではないかという指摘もあります。湯に入れれば塩分と出汁が出るので便利です。さしずめ即席スープの祖先ですね。

山椒を使っていた痕跡もあり、食材が豊富なうえに味つけにもこだわっていたことがうかがえます。

虫歯はあったが長生きだった

骨格から推定すると縄文人は頭が大きく、顔の幅が広く、眉の上が出っ張っていて、鼻は鼻筋が通って高く、幅が広かったようです。青森の三内丸山遺跡での発掘調査によれば、当時の大人の身長は男性が１５７センチ、女性が１４７センチくらいで、骨太で筋肉が発達し、がっしりしていました。

縄文時代の早期から犬を飼っていたこともわかっています。動物考古学の専門家によると、縄文犬は小型の柴犬に似ていて、一緒に狩猟に出かけたようです。

犬を丁寧に葬った墓や、飼い主と思われる女性とともに埋葬した墓がある一方で、犬以外の動物の墓は見つかっていないことから、縄文人にとって犬は特別な動物だったと考えられます。犬と一緒に埋葬されていたのはすべて女性でした。犬を女性の守り神と見ていたのでしょうか。のちの時代に犬が安産の象徴になることとの関連を思わせます。

遺跡からは骨と化石しか出てこないので、縄文人の健康状態や病気について調べるのは簡単ではないものの、排泄物の化石から寄生虫の卵が発見されており、寄生虫に感染していたことがわかります。

ちょっと意外なことに、縄文人はわりと虫歯が多かったようです。虫歯のなりやすさは地域によって差があり、北海道では少なく、本州の縄文人はその7、8倍にのぼりました。

虫歯は食べものに含まれる糖やデンプンが口の中の細菌によって分解され、歯が溶けることで発生します。そのため、植物性の食品を多く食べるほど発生しやすく、たとえばグリーンランドの先住民は、肉と魚中心の食生活だったころは虫歯がほとんどなかったのに、生活が近代化されるにつれて虫歯が急増したそうです。

北海道で虫歯が少なかったのは、本州の人がドングリなどの木の実、芋類を多く食べていたのに対し、気温が低いために木の実があまり手に入らず、魚、肉など動物性の食品にかたよりがちだったからと考えられます。弥生時代に稲作が普及すると虫歯の頻度はさらに上がり、本州では発症率が2倍高くなったようです。

縄文人の平均寿命は30〜35歳だったと見られますが、多くの人が30代前半で死亡したということではないので気をつけてください。当時は生まれてまもなく亡くなる子どもが多かったために、全体としての平均寿命が低かったのです。最近の研究から、縄文人の約3割が65歳を超えるまで生きていたと報告されています。

食糧の安定供給が可能になった弥生時代

縄文時代のあと、紀元後300年くらいまで続いたとされるのが弥生時代です。有名な遺跡には佐賀県の吉野ヶ里遺跡、静岡県の登呂遺跡などがあります。

以前は紀元前4〜5世紀から始まったとされていましたが、放射性炭素年代測定法をもちいた研究から紀元前10世紀後半にさかのぼる可能性が示されており、今後見直しが進むと考えられます。

放射性炭素年代測定法とは、生物の体に含まれる炭素14という物質の濃度を調べることで、生きていた年代を推定する方法です。その生物が死ぬと炭素14は死体の中で一定の速度で減り続けるため、発掘された骨や木片、貝殻などに含まれる炭素14の濃度を調べれば、死んでから何年たっているか推測できるわけです。

弥生時代には古代日本の暮らしを大きく変えるできごとが起こりました。稲作の本格的な始まりです。

私たちが通常食べているジャポニカ米は、大陸の長江流域で栽培されていたものが、直接海を渡るルート、朝鮮半島を通るルート、台湾を通るルートなど、いくつもの経路で日本に渡ってきたと考えられています。稲作は弥生時代の初期に九州に定着し、近畿をへて、弥生時代中ごろには東北地方の北部にまで広がりました。

これにより、木の実に代わって米をはじめ小麦、粟、稗などの穀物が主食になりました。当時は米を煮て、雑炊のようになったものを木製のスプーンで食べることが多かったようです。

弥生時代の終わりごろに大陸で成立したとされる『魏志倭人伝』には、その時代の日本に関する記述が出てきます。当時倭《わ》と呼ばれた日本は邪馬台国に都をおき、卑弥呼という女王が治めていました。

人々は稲作をし、気候が温暖なので年中野菜を食べていたそうです。魚を刺身にすることもあったようで、「倭の人は魚を生で食べる」と記載されています。大陸の人にとっては驚きだったのでしょう。まだ牛も馬もおらず、竪穴式住居で暮らし、蚕を育てて質の良い絹布を作っていました。

住居の中央に炉があって、この火を調理と暖房、照明に使いました。のちの時代になると部屋のすみに竈《かまど》が作られますが、炉は囲炉裏《いろり》となって近年まで生き続けます。

邪馬台国では真珠を採っていたという記述もありますし、登呂遺跡からは漆塗りの五弦琴が発掘されています。穏やかで心豊かな暮らしがしのばれます。

桑は葉が蚕の餌になるだけでなく、実はキイチゴに似て甘味があり食べられます。文部省唱歌「赤とんぼ」の歌詞に桑の実を摘んだ思い出がつづられているように、日本人にとって桑の実はなじみ深いものでした。

さらに『魏志倭人伝』は倭の人について、性格は折り目正しく、「大変長生きで、80歳あるいは100歳まで生きる」と書いています。折り目正しいというのがいかにも日本人ですが、子ども時代を無事に乗り越えた人はやはり長命だったようです。日本人が長寿だという記載は、5世紀前半に大陸で編纂された『後漢書』にも出てきます。

大陸には、東の海に浮かぶ蓬莱島に不老不死の薬を持つ仙人が住んでいるという言い伝えがありました。これをもとに、紀元前3世紀、日本でいえば弥生時代なかばに、秦の始皇帝が家臣に命じて仙薬を探しに行かせたという記録があります。大陸の人は日本

図２◉縄文〜奈良時代初期の日本の人口

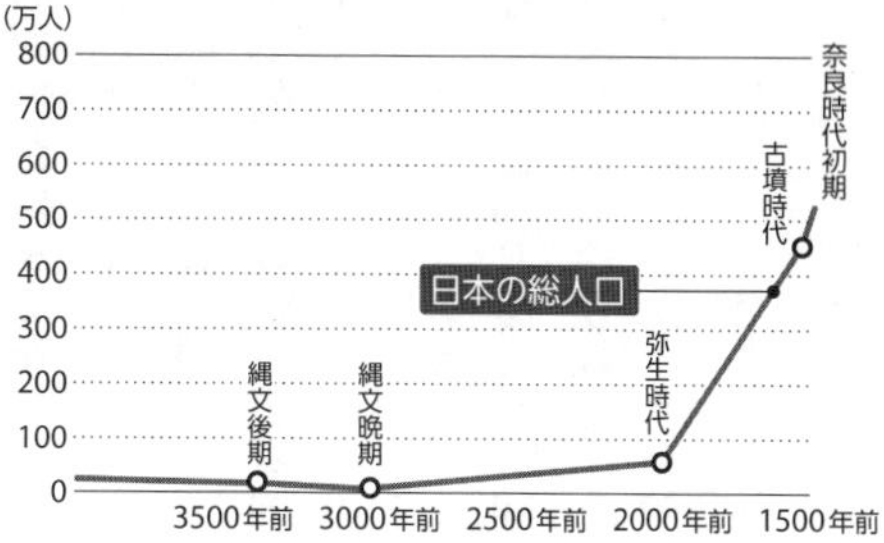

大和政権が畿内で成立したのは、稲作の普及にともなう人口増加が西日本でいちぢるしかったからと指摘されています。米が富と権力をもたらしたのです。

『図説　人口で見る日本史』（鬼頭宏）をもとに作図

に蓬莱島のイメージを重ねていたのかもしれません。

それにしても、こんにち世界有数の長寿国である日本が、この時代から長寿の傾向を示していたとしたら、その原因は何だったのでしょうか？　健康と長寿を願い、日本人がどんな工夫をこらしてきたのか、さらに時代を追って見てみましょう。

稲を大切にし、神聖なものと考えていた

稲作が広がり、収穫量が増えるにつれて日本の人口は増加の一途をたどりました。図２のグラフを見てください。縄文時代には最大で26万人程度だったのが、

弥生時代には約60万人になったと推測されています。

　続く古墳時代になると灌漑《かんがい》技術が発達し、鉄製の農具が登場して、地域によっては牛、馬の利用が始まるなど農業の基盤が整備されます。研究によってばらつきはあるものの、これにより日本の人口は約３００万～５００万人にもなりました。

『日本書紀』に、豊葦原《とよあしはらの》千《ち》五《い》百《ほ》秋瑞穂国《あきのみずほのくに》という言葉が出てきます。葦が生い茂り、とこしえに穀物が豊かに実る国という意味で、日本のことです。

『日本書紀』によると、高天原の神様が地上に降りるとき、天照大神が稲穂を持って行かせました。これが日本における稲作の始まりであり、現在でも宮中で天皇がみずから田植えや稲刈りをされ、伊勢神宮に稲穂をお供えになります。

　日本の米の原産地とされる地域の米は赤みをおびていますが、これが日本に伝わったあとで白米に変わったようです。そうだとすると、現在でもお祝いごとがあると小豆を入れて色をつけた赤飯を炊くのは、遠い古代の祭祀で赤っぽい米を供えていたことのなごりかもしれません。

　単位面積あたりで見ると、稲は穀物のなかでもっとも収穫量が多いといわれています。そのぶん、作るには大変な手間と時間がかかるため、地域の人が年間を通じて力を合わせ、米作りにはげむ必要がありました。こうして地域の結束が生まれ、農村の組織化が進みました。

先に述べたように日本人は縄文時代から稲を食べていましたが、国としての日本と稲作がこれほどまでに固く結びついたのは、稲作の普及によって社会が安定し、国家のいしずえが築かれたからでしょう。

この時代には稲作の他に、小豆、大豆、スイカ、カボチャ、大根、瓜、桃、梅、柿、アンズなどの栽培も始まっています。『古事記』に、高天原で暮らす神様の体から、蚕、稲、粟、小豆、麦、大豆が生まれたとあることから、これらの作物は同じ時期に日本に入ってきたとも考えられます。

もしかしたら、すでにこの時代に大豆を稲わらで包んで糸引き納豆を作っていたかもしれません。納豆菌は土壌や枯れた草などに広く存在し、とくに稲わらに好んで住みつくことが知られています。現代に伝わる稲わら納豆のルーツです。

木の実や山菜の採取と、海での漁、山での狩猟が続く一方で、牛、馬、猪の飼育も行われるようになりました。といっても、通常は食用ではなかったようです。牛、馬は農耕にもちいたとして、猪は何に使ったのでしょうか？

なんと肥料を作らせるためだったようです。豚の排泄物は質の良い肥料になるため、ヨーロッパでも大陸でも昔から活用されてきました。

鶏は縄文時代に大陸から伝わり、古くから養鶏が行われていましたが、肉は食べても卵を食べる習慣はなかったようです。他の生きものの命のもとを丸ごと食べるのに抵抗があったからかもしれません。日本で卵を食べる習慣が広がるのは、ずっと先、江戸時代に入ってからです。

瀬戸内海沿岸を中心に製塩も行われるようになりました。これにより、調味料として塩の利用が拡大します。米を原料にした甘酒や濁り酒の製造も始まりました。大陸との交流をきっかけに、日本の食卓がにぎやかになったのです。

良いことばかりではなかった稲作伝来

大陸からもたらされたのは良いことばかりではありませんでした。それまで日本列島になかった病気が入ってきたのです。その代表が結核で、縄文時代には存在せず、弥生時代に稲作とともに日本に侵入したとされています。

進行すると背骨に感染が広がって骨の変形が起きるため、発掘された骨を見て結核にかかっていたとわかることがあります。日本で確認されたなかでもっとも古いのは、弥生時代後期にあたる約2000年前の遺跡から出土した骨です。

最近の研究で、大陸の長江流域にある約5000年前の遺跡から、結核に感染したあとのある東アジア最古の骨が発見されました。日本だけでなく朝鮮半島やベトナムでも、稲作が伝わった時期に結核が侵入したと考えられており、この遺跡の周辺から稲作と結核が一緒に広がっていった可能性が指摘されています。

続く古墳時代の遺跡からは同様の骨が多数見つかっていることから、弥生時代に伝わった結核が、この時期までに日本に根づいたと考えられます。

古墳時代にあたる3世紀から7世紀にかけて東アジアは気温が低く、雨の多い気候が続いたようです。このことも結核の蔓延に手を貸したかもしれません。

日本人は同じように結核菌と接触しても、他の人種より結核を発症しやすい遺伝子を持つ人が多いと考えられています。医学が進んだ現代でも、日本は結核の発症率がアメリカの5倍高く、毎年約1万8000人があらたに結核と診断され、約1900人が命を落としています。弥生時代のある日、日本に入ってきた結核菌が、今も私たちを脅かしているのです。

稲作の普及にともなう、もう一つの問題は、水田を作るのに適した湿地の周辺に人々が移住したことで起こりました。水田や湿地に住む小魚、貝、蚊などを介して寄生虫に感染しやすくなったのです。

日本を含むアジアで古代から広く発生していたのが日本住血吸虫症でした。病名に日本とついているのは、明治時代に日本の研究者が住血吸虫を発見し、この虫が病気の原因だと突き止めたからです。

住血吸虫の幼虫は田んぼや小川の浅瀬に住む小さな貝に寄生して、暖かくなると水中に泳ぎ出し、水に入った人や動物の皮膚から侵入します。感染が長く続くと肝臓に卵の塊ができ、肝硬変になって死亡するおそろしい病気で、近年まで無数の人を苦しめました。

20世紀になって、問題となる貝の駆除に国をあげて取り組んだ結果、1970年代後半以降は日本国内でのあらたな発生はありません。けれどもアジアの一部の地域ではいまだに感染が見られるため、旅行の際は注意が必要です。

疫病をきっかけに内乱が起きた古墳時代

712年に成立した『古事記』、720年成立の『日本書紀』のいずれにも、古墳時代には伝染病がたびたび流行して多くの人が亡くなったという記述があります。ただ、流行病を意味する疫病《えきびょう》としか記載されておらず、具体的な病名はわかりません。

大陸から医師が来日し、天皇など身分の高い人の治療にあたっていたものの、病気の原因も治療法も不明なため、素朴な薬草治療を行うのが精一杯だったようです。

代わりに重視されたのが加持祈禱でした。病気は神仏のたたりで、とくに全国レベルの疫病は政治が間違っているせいだと信じられ、たびたび大規模な祈禱が行われました。この考えかたは室町時代まで続きます。

疫病をしずめるために宮中で行われていた儀式のなかには、のちに庶民に広がり、形を変えて現代に伝わるものがあります。お屠蘇、節分の豆まき、ひな祭り、5月5日に菖蒲の葉を飾る風習、茅の輪くぐりなどがその例で、5月5日は611年に推古天皇が大規模な薬草狩りを行った日です。

この時代には、壁ぎわに調理専用の竈《かまど》を作り、煙突から煙を外に逃すようになります。日本一巨大な前方後円墳で知られる仁徳天皇の治世は5世紀前半ごろとされています。

『日本書紀』によれば、あるとき、天皇は高台から集落をながめて、民家の竈から煙が上がっていないのに気づきました。民の生活が苦しいことを知った天皇は、数年間課税をやめて民を救ったそうです。

竈では米を煮るのではなく、おこわのように蒸して食べていました。このとき使ったのが稲作とともに大陸から伝わった甑《こしき》という土器です。現代の蒸し器のような構造で、米を布で包むか、かごに入れるかして蒸したようです。

横浜市にある古墳時代の遺跡からは、木の皮で編んだ弁当箱に入ったおにぎり8個が見つかっています。餅米の玄米を蒸して、団子のように固めてありました。古墳時代から平安時代にかけて北九州の防衛にあたった防人も、蒸した餅米を固めて携帯したようです。

6世紀後半、聖徳太子の祖父にあたる欽明天皇の時代に、大陸から百済をへて日本に仏教が伝来しました。それからまもなく、瘡《かさ》、現代でいう天然痘の記述が『日本書紀』に登場します。僧をはじめとする仏教関係者が多数来日するなかで、天然痘ウイルスが持ち込まれたと考えられます。

天然痘は急激な発熱や頭痛、関節痛で始まる感染症で、数日たつと発疹があらわれます。発疹は水ぶくれになって膿がたまり、やがて、かさぶたに変わることから「かさ」と呼ばれたのでしょう。死亡率が20~50パーセントにのぼる危険な病気で、回復しても発疹のあとが「あばた」として残りました。

『日本書紀』によると、瘡にかかった人が国中にあふれ、「身を焼かれ、打ち砕かれるようだ」と言い、泣きながら死んでいったというのですから、まさにこの世の地獄です。

人々は、天皇が仏教を嫌い、仏像を焼かせたことで仏罰がくだったのではないかと噂しました。その当時、海外から伝わった仏教を重んじる蘇我氏と、従来の神道を尊ぶ物《もの》部《のべ》氏のあいだで緊張が高まっていたのです。

このときの流行が引き金となって、587年には、ついに丁未《ていび》の乱という内乱が勃発します。この戦いに勝利した蘇我氏は権勢を強め、血縁関係にある推古天皇を擁立して、同じく蘇我氏の血が流れる聖徳太子を摂政にすえ、みずからがこれを補佐する政治体制を作りました。

こうして仏教が急速に浸透するかに見えましたが、熱心に信仰したのは蘇我氏をはじめとする豪族にとどまり、庶民は昔ながらの自然崇拝や祖先崇拝を基礎とする神道に近い考えかたを行動の指針にしていたようです。

天然痘は近代まで繰り返し流行し、人類が天然痘の撲滅に成功するのは21世紀も近づく1980年のことです。

日本でも珍しくなかったマラリア

中大兄皇子と中臣鎌足らは、蘇我氏の本流を645年に打倒すると大化の改新を押し進め、古代日本は大宝律令を柱とする法治国家に生まれ変わります。

701年に完成した大宝律令には、医疾令という医療制度が盛り込まれていました。国として医師を養成し、全国に配置しようという画期的な制度でしたが、興味深いのは医師の専門分野です。

内科、外科、小児科、耳鼻科、眼科は当時もありました。これに加えて鍼灸《しんきゅう》と按摩《あんま》、このあたりはわかるとして、もう一つ、「呪術」があったのです。朝廷の役人を治療する医師は10人と定められており、そのうち2人が呪術の専門医でした。

海外との交流が盛んになるにつれ、大陸の唐や新羅への遣唐使、遣新羅使《けんしらぎし》の一行が疫病を持ち帰ることが増えました。奈良時代を中心とする100年間に疫病は約40回発生したとされ、735年に始まった天然痘の流行も、大陸からの人の移動にともなうものと考えられています。このときは、中臣鎌足あらため藤原鎌足の子、藤原不比等《ふひと》と、その4人の息子が相次いで天然痘で死亡しました。

感染の拡大を食い止めようと、数百人規模の僧が宮中で読経し、ときの聖武天皇は大赦を行い、全国に国分寺、国分尼寺を設立し、さらには東大寺に大仏を建立するなど思いつく限りの手を打ちました。それまで豪族が私的に信仰していた仏教は、奈良時代には国家仏教へと変化して、国が寺を建立し、天皇が国家の鎮護を願うようになっていたのです。

全国で猛威をふるう天然痘だけでなく、限られた地域で発生する疫病もあり、湿地ではマラリア感染が頻繁に起こりました。マラリアは、奈良時代には瘧《おこり》と呼ばれ、大宝律令は重要な病気の一つに瘧をあげています。

マラリアというと熱帯の病気と思われがちですが、マラリア原虫に感染した蚊が湿地で繁殖するため、水田が広がる日本では昭和時代の終戦後までありふれた病気でした。国内で最後までマラリア感染が残っていたのは、水路が発達した琵琶湖のほとりだったようです。

さらに、らい病、現代でいうハンセン病、フィラリア原虫による寄生虫症、結核、赤痢、腸チフス、急性胃腸炎などの感染症、脳卒中、あとで取り上げる脚気《かっけ》なども日常的に発生しました。

医療知識の集積始まる

これらの病気が相手では呪術も読経も効くはずがありません。とはいえ、当時も加持祈禱だけに頼っていたわけではなく、735年に始まった天然痘の大流行の際には、朝廷は医術にもとづく通達も出しています。おなかと腰を温め、生ものを避けて粥や重湯を食べ、海藻ないし塩を口に含ませよ、などの指示が記されていました。

体を温かくして消化によいものを食べるのは体力をつけてウイルスを撃退するため、海藻や塩を口に含ませるのは、発熱が続いて汗を大量にかき、脱水になるのを防ぐためと考えられます。どれも回復を促す効果が期待でき、取りうるなかでは最善の対処法といえそうです。

薬草を使った薬酒も作られるようになっていましたし、日本各地の物産、草木、伝説などを記載した風土記の編纂も進められ、病気の治療法と、各地に自生する薬草が数多く収録されました。呪術医や僧の力にすがる一方で、その力が万能ではないことを痛感していたのでしょう。

756年に崩御した聖武天皇の遺物をおさめた東大寺の正倉院には、大陸や、遠くはインド原産の薬が約60種類伝えられており、一部は鑑真和上が持参したものではないかといわれています。

鑑真は聖武天皇の招きで苦難の末に来日し、仏教だけでなく医術、薬学を広めました。おそらくは、全国から選び抜かれた秀才たちが、病に打ち勝つ手がかりを求めて、鑑真が伝える最新の知識を熱心に学んだと思われます。

病人を収容して薬草による治療を行う施薬院、悲田院という施設も都の各所に作られました。ここで活躍したのが藤原不比等の娘で、聖武天皇の后である光明皇后です。

仏教に深く帰依していた皇后は、病人や貧しい人を治療するための浴室に入り、1000人の垢をみずから洗う願をかけました。1000人目の患者はハンセン病で血と膿にまみれていましたが、皇后はひるむことなく体を洗い、患者の求めにこたえて体から膿を吸い出します。すると患者はたちまち光り輝く仏の姿をあらわして、浴室は香気と光に満ち、仏は消え去ったという説話があります。

ハンセン病は、らい菌による感染症で、進行すると顔や手足が変形し、皮膚の感覚が鈍くなる、麻痺するなどの症状があらわれます。かつては原因不明で治療法がなかったため、東洋でも西洋でも、患者だけでなく家族も差別の対象になりました。現在は日本であらたに感染する例はほとんどありませんし、治療薬の登場によって治せる病気になっています。

当時の浴室は蒸し風呂で、現代のサウナのように汗で汚れが浮いたところで湯か水をかけ、汚れを洗い流していました。室町時代に制作された『東大寺縁起絵巻』には、浴室の外に設置した大きな釜で湯をわかして浴室に蒸気を送る様子が描かれています。

体をゆったり湯に沈めるスタイルでなかったのは、当時は大量の湯をわかす技術がなく、燃料の問題もあったためと思われます。

肉食をやめ、牛乳を飲んだ奈良の貴族たち

この時代はとくに貴族階級の食生活に変化が生まれました。次第に肉を食べなくなり、代わりに牛乳や乳製品を摂取するようになったのです。牛乳は古墳時代の末に天皇に献上され、栄養価が高いことから薬としてもちいられました。奈良時代の貴族のなかには、日常的に牛乳を飲む人もいた可能性があります。

日本で最初の肉食禁止令は古墳時代に出され、牛、馬、鶏、犬、猿の肉を食べることを禁じました。犬を食べていたというのはちょっと驚きですが、弥生時代以降、食用にする習慣が一部で見られたようです。稲作とともに日本に渡ってきた大陸の人々が持ち込んだ習慣かもしれません。

肉食禁止令は、殺生を禁じる仏教の教えに従ってのことでした。すでに大豆の栽培が広がっていたため、肉食を禁止しても必要な蛋白質をまかなえるだろうという現実的な判断もあったようです。

このときの禁止令には「指定された動物以外は食べても法に触れない」とただし書きが付いており、野生の猪、鹿などは食べることができました。それどころか『日本書紀』には「国々に犬飼部を置く」と記されており、なんと役所に猟犬を飼育する部署があったというのですから、ザルのような法律でした。

けれども、信心深い貴族は禁止令をきっかけに肉食そのものを避けるようになりました。仏の教えにそむくことで本人や家族が病気になるのをおそれたからと考えられています。

図3の上は、当時の貴族の食事を再現したものです。主食は白米で、乳製品を含む豪

華なおかずが食卓に15品も並ぶ、大変ぜいたくなものでした。これを漆《うるし》塗りの箸と、同じく漆塗りか、銀器、ガラス器、色鮮やかな陶器などの食器を使って食べていたそうです。図3の中の図は役人の食事、下は庶民の食事です。

現在のような二本箸が広く使われるようになるのも奈良時代からです。712年に成立した『古事記』には、出雲を訪れたスサノオノミコトが、箸が川を流れていくのを見て、「上流に人が住んでいるようだ」と考える場面が出てきます。

それ以前の日本では、古典の記述や宮中祭祀でもちいる箸から推測する限り、ピンセットのような形をした箸を使っていたようです。こういう箸は大陸にはないとされ、竹などを曲げて作ったと思われます。

二本箸を日本に伝えたのは、一説によると遣隋使小野妹子です。妹子は聖徳太子が随の皇帝煬帝にあてて書いた、「日出ずる処の天子、書を日没する処の天子に致す。恙《つつが》なきや」という有名な国書をたずさえて大陸に渡り、多くの文化を持ち帰りました。

聖徳太子は大陸の人が二本箸を使うことを妹子から聞くと、朝廷の食事で使用するよう命じたと伝えられています。

野菜の栽培も盛んに行われるようになりました。野菜と聞くと、野生の植物のなかで、

図３◉奈良時代の食卓をのぞいてみると

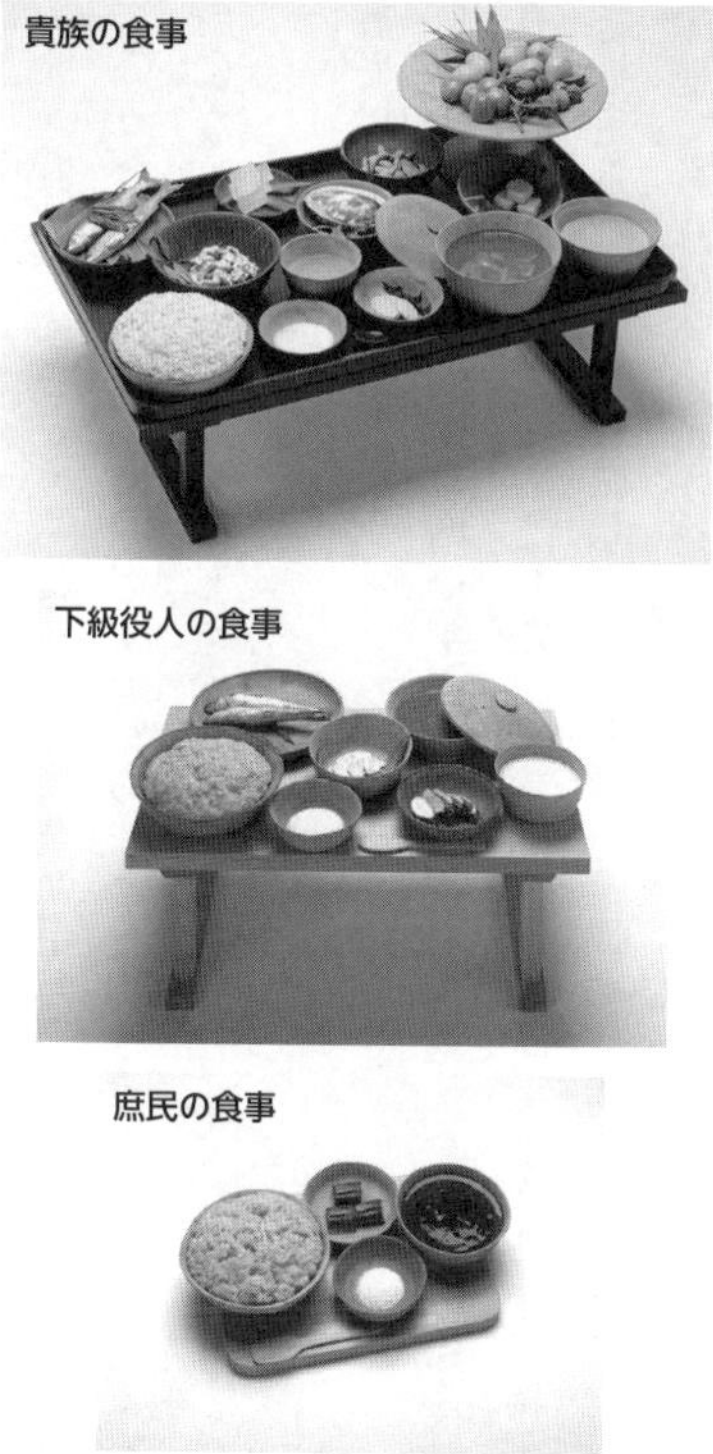

奈良時代の食事は、社会的な階層によって品数も内容も大きく異なっていました。貴族は好きなものだけ食べて、あとは残していたのかもしれません。

奈良文化財研究所より

柔らかくておいしいものを選んで育てるようになったんだろう、と考えがちですが、どうもそうではないようです。

じつは、この時代に栽培されていた野菜の大部分が、もとは薬草だったという指摘があります。食べやすさよりも健康効果優先で栽培したということです。そうだとすると、大陸でいうところの薬食同源、すなわち薬と食物はその源が一つであり、適切に食べれば健康になれるという思想がしっかり存在していたことになるでしょう。

貴族だけがかかる病気があった

奈良時代には朝廷が田を増やすための政策を推進したため、田んぼの面積はすでに現在の3分の1におよんでいました。稲の原産地はインドから中国南部、もしくは東南アジアと推定され、いずれにしてももとは熱帯性の作物です。けれども、この時代に山地や寒冷地でも育つ強い苗が選ばれたことで結果的に品種改良が進みました。

こんにち米どころとうたわれる地域が北日本に多いのは、はるか古代から続く努力のたまものといえるでしょう。

田植えが本格的に行われるようになるのもこのころです。田に直接もみをまくのではなく、途中まで苗代《なわしろ》で育てた苗を田に植えれば、雑草との競争に負けず、強風にも倒れにくい稲に育ちます。

精米自体は弥生時代から行われていました。人が杵でつく方法だったため、白米といっても五分づきくらいだったでしょう。しかし、玄米から白米への転換は大きな問題を引き起こしました。

田んぼで実った米の殻を取り除いたのが玄米で、ここからさらに糠《ぬか》と胚芽を取り除くと白米になります。この過程で玄米の栄養は大幅に減少し、たとえばビタミンB_1は5分の1になってしまいます。ビタミンB_1の不足は脚気というおそろしい病気を招きました。足や心臓がむくみ、長わずらいののちに、最悪の場合は死亡します。

太古の昔、縄文時代の人が食べていた栗、クルミはビタミンB_1が豊富でした。稲作が広がってからも、玄米を食べるぶんには脚気の心配はなかったわけです。

それが奈良時代になると脚気を思わせる症状が記述に登場し、平安時代にあたる808年には、脚気の名が記録に初めてあらわれます。精米技術の発展が新しい病気を生んだのです。

当時も庶民には脚気は起こりませんでした。主食が玄米か、粟、稗などの雑穀だったからです。ここに山菜や、畑で作った青菜、大根、ナス、瓜、大豆、芋類などの野菜を使ったおかずを添えた一汁一菜、多くて二、三菜の簡素な食事をしていました。図3の一番下を見てください。

奈良時代に活躍した歌人、山上憶良《やまのうえのおくら》は役人でしたが、庶民の暮らしに温かい目を向けました。現存する日本最古の歌集である『万葉集』におさめられた貧窮問答歌では、塩をなめながら酒をすする姿を、「堅塩《かたしお》を　取りつづしろひ　糟湯酒《かすゆざけ》うち啜《すす》ろひて」と描写しています。

堅塩は精製していない塩の塊のこと、糟湯酒は酒粕を湯で溶いて作った飲みもので、かすかに甘く、アルコール度数の低い酒です。

奈良時代後半に造酒司《さけのつかさ》という役所がもうけられ、朝廷のための酒を造るようになっても、庶民は冠婚葬祭などの特別な機会でない限り、なかなか酒を飲めなかったそうです。

牛乳はきわめて高価で庶民の手の届くものではありませんでしたが、貴族と異なり、庶民らは引き続き獣肉を食べていました。国家仏教の時代には僧が庶民に布教することはなく、仏の教えが行き渡っていなかったからです。

治療の選択肢が広がった平安時代

794年、桓武天皇が都を平安京に移し、平安時代が始まります。医薬への関心が高まるなか、京の都では薬草が取り引きされるようになりました。ここでも施薬院と悲田院が運営され、病人と孤児の世話、薬草の管理、公的な医術教育などが行われました。医師《くすし》は薬草をはじめとする薬を投与して、鍼《はり》を打ち、灸をすえ、ヒルに血を吸わせるなどの治療をほどこしました。

鍼は、通常の鍼治療を行うためだけでなく、腫れものに刺して膿を出すのにも使われました。藤原行成の日記には、為尊《ためたか》親王にできた腫れものに医師が鍼を刺したところ、膿が一斗出てきたと記載されています。

業務用の塗料や油を入れる一斗缶は容量が約18リットルですから、さすがに誇張表現としても、そのくらい大量に膿が出たのでしょう。

おでき、腫れものの治療にヒルをもちいるようになったのは、984年に編纂された日本最古の医学書『医心方《いしんぽう》』に記載されたのが始まりとされています。『医心方』は大陸の書物から病気や薬に関する記述を抜き出して解説したもので、すべて漢文で書かれていました。

おもに治療にもちいたチスイビルは体長が3～4センチもあり、日本全国の水田や池、沼などに住んでいました。腫れたり、血液の流れが悪くなったりしたことで患部にたまった血液をヒルに吸わせ、腫れを引かせたと考えられます。古代インドでは紀元前8世紀ごろからヒル治療を実施していたようです。

中世ヨーロッパでは、ヒルに吸わせるだけでなく、小さな刃で腕を切って出血させる瀉血《しゃけつ》が盛んに行われました。施術したのは理髪師を兼ねた外科医で、おもな施術場所は銭湯の軒先でした。体が温まると血管がふくらんで出血しやすくなるからです。「血液をきれいにする」のが目的だったそうですが、ヒル治療とくらべて出血量がはるかに多いため、命を落とすこともある危険な治療でした。

理髪店の店頭に、赤、青、白の三色の帯がぐるぐる回る看板がかかっているのは、理髪師が瀉血を行っていたなごりで、一説によれば、瀉血によって流れる血と包帯をあらわしています。

さて、平安時代末期に、後白河法皇の命により『病草紙《やまいのそうし》』という絵巻物が制作されています。さまざまな病気と治療風景を描いたもので、ここには当時の白内障手術の様子がおさめられています。図4を見てください。

図 4 ◉平安時代の白内障手術

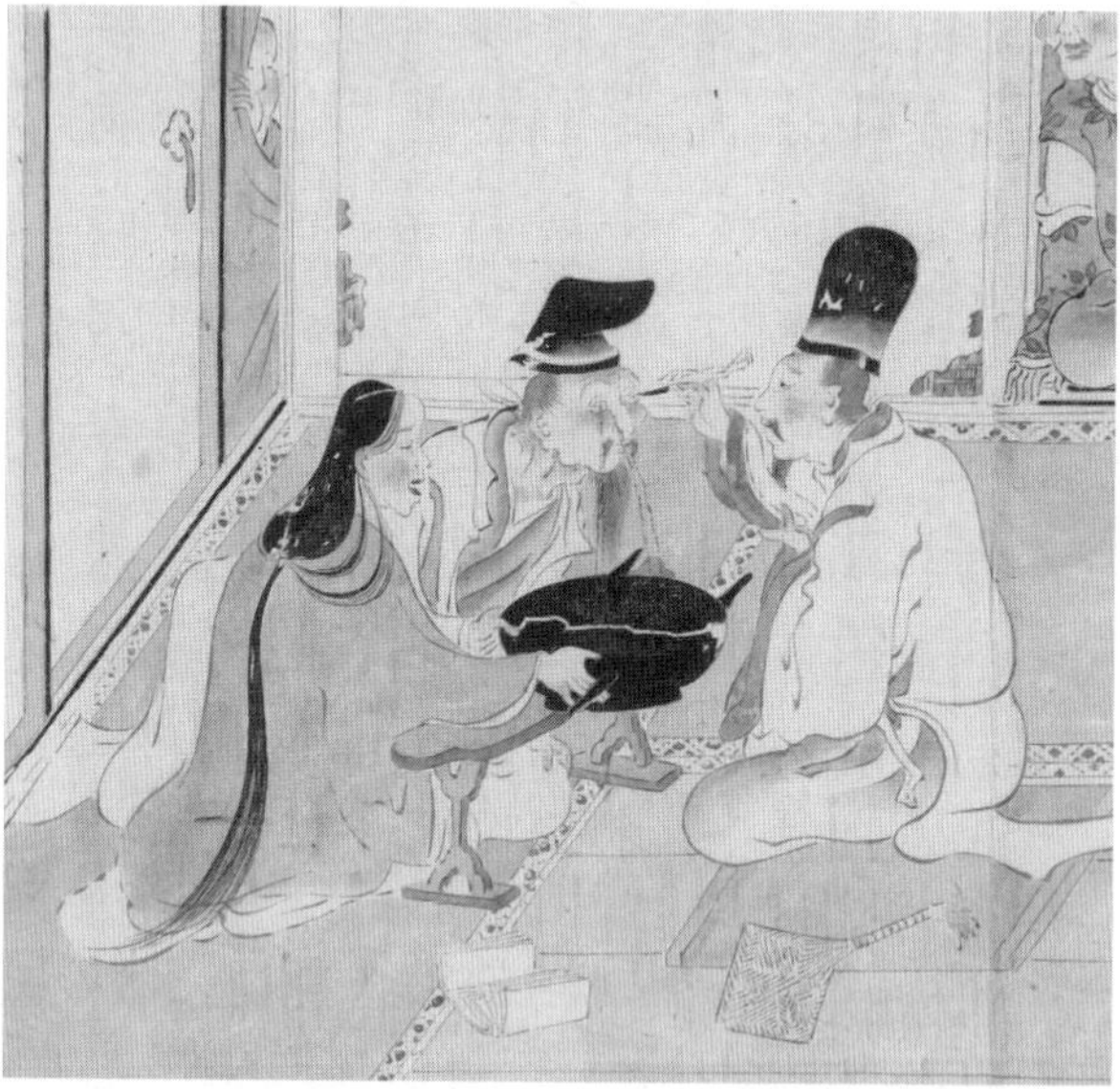

医師（右）が患者（中央）の目の水晶体を取り除いています。説明書きによると、これは流しのニセ医者で、患者は失明してしまいます。

『病草紙』より。内藤記念くすり博物館所蔵

1000年前の手術、しかも目の手術なんて、ちょっと遠慮したい気がしますが、手術の原理は現在と同じで、濁った水晶体を細い針でつついて取り出していました。この手術法も古代インドで考案され、それが平安時代までに日本に伝わったようです。

このように医術もゆっくりとながら進歩しており、平安貴族は医術にかなりの信頼を寄せていました。

あとで登場する藤原道長が喉のかわきにさいなまれたとき、医師は葛根《かっこん》を飲むようすすめました。現代では和菓子の葛《くず》餅に使う葛の根にはデンプンが多く含まれています。そのため、飢饉のときは生活の苦しい庶民らが非常食にしていました。

そんなものを貴族に処方するのはとんでもなく失礼なことでしたが、道長は医師の指示に従い、葛根の内服を続けたそうです。

けれども医術には大きな壁がありました。X線検査はもとより血液検査もなかったため、原因を突き止めるのが難しく、この薬草を使うと効くんじゃないか、こういう手術をしてみたらどうだろうと手探りで治療するしかなかったのです。

呪術は「科学」とみなされていた

この時代に医療をになっていたのは医師と、加持祈禱を行う験者《げんざ》と呼ばれる僧、そして陰陽師でした。

『枕草子』の「にくきもの」に験者の姿が描かれています。「にくい」とは「癪《しゃく》にさわる」という意味です。

病人を治療してもらおうと験者を呼んだところ、出はらっていて長い時間待たされました。ようやく来てくれたと思ったら、最近あちこちで祈禱をして疲れているのか読経の声が眠そうです。

疫病が流行し、験者が引っ張りだこだったのでしょう。しかたないこととはいえ、これは癪にさわりますね。「しっかりお祈りしてよ！」という清少納言の心の叫びが聞こえてきそうです。

では陰陽師は何をしていたのでしょうか。陰陽師は患者の枕元に呼ばれると、病気の原因となっている物《もの》の怪《け》や怨霊の正体を占ったうえで、怨霊をなだめるための祈りを捧げました。

疫病や難産、死、天災は、この世に未練を残して死んだ人や、うらみを抱いて死んだ人、ときには動物、草木、石に宿る精霊のたたりであるという思想は、仏教伝来以前のはるか古代からありました。

よく知られているのが、北野天満宮をはじめ、全国の天満宮にまつられている菅原道真のたたりでしょう。道真は平安時代中期に実在した人物です。

鎌倉時代に作られた『北野天神縁起絵巻』によると、政敵にはかられて不遇の死をとげた道真は怨霊となり、天皇が普段お過ごしになる清涼殿を炎上させ、政敵らに加えて、ときの醍醐天皇までが立て続けに亡くなる怪異を引き起こします。

たたるのは死者とは限りません。紫式部の手になる『源氏物語』には、存命中の六《ろく》条御息所《じょうのみやすんどころ》が生霊となって、源氏の正妻である葵の上に取り憑《つ》いて苦しめる場面が出てきます。これらの悪霊をしずめるのが陰陽師の仕事でした。

亡くなった人の霊をなぐさめるという思想は日本人の心情や倫理観を形成しているとされ、現代の私たちにも陰陽師の存在は理解しやすいように思われます。

神秘的な力を持ち、どこからともなくあらわれる謎めいた人物というイメージとはうらはらに、実際の陰陽師は大陸で発達した陰陽《いんよう》五行《ごぎょう》思想の流れをくみ、占いを行う朝廷の役人でした。この時代、呪術はしっかりした理論にもとづく「科学」ととらえられていたのです。

その意味で、当時の人が医療技術を追求する一方で呪術を信頼していたのは矛盾でもなんでもありませんでした。そのわかりやすい例が三条天皇の眼病治療です。

右大臣藤原実資《さねすけ》の日記『小右記《しょうゆうき》』によれば、目の病気をわずらっていた三条天皇に医師が紅雪という薬を処方しました。それを受けて、本当に飲んで良いものか陰陽師が占いを立てます。神仏の許可がおりたところで広隆寺の僧が加持を行って薬効を高め、ようやく薬が天皇のもとに運ばれたそうです。

残念ながら、三者の力をもってしても天皇の眼病は回復しませんでしたが、いつの世も、人は病気に対して「科学的」な姿勢でのぞんでいたわけです。だからこそ、すべてのこころみを通じて経験と知識が蓄積され、長い歳月をかけて真実に一歩一歩近づいてきたと考えられます。

貴族の食事のほうが不健康だった？

平安時代には紙と筆が普及し、読み書きできる人が増えたことで、歴史書、文学、絵巻物にさまざまな病気が頻繁に描かれるようになりました。現代の病名でいうと赤痢をはじめとする胃腸の感染症、マラリア、天然痘、インフルエンザなどです。

そのなかに、数は少ないながら糖尿病と思われる記載が見つかります。糖尿病になると血糖値が上がるために体の細胞から水が出て、非常に喉《のど》が渇きます。そのため当時は飲水病とか消渇《しょうかち》と呼ばれていました。

糖尿病は代表的な生活習慣病で、近年、患者数の急速な増加が問題になっています。厚生労働省が実施する国民健康・栄養調査によると、2016年には糖尿病が疑われる成人が初めて1000万人を超えました。海外では作曲家のバッハや画家のセザンヌ、小説家ヘミングウェイ、発明家エジソン、中国の毛沢東らも糖尿病だったといわれています。

おなかの脂肪、正確にいうと内臓脂肪の蓄積と運動不足が発症に関係することから、かつては「ぜいたく病」といわれることもありました。実際には遺伝的ななりやすさを背景に複雑な過程をへて発病しますが、古代社会に限ってみれば、やはり上流階級の病気でした。

奈良時代と同じく貴族の主食は白米を蒸したおこわで、変わりご飯として雑穀や野菜を加えて炊いたり、ゴマ油でご飯を炒めたりすることもあったようです。おいしそうですね。食事はさらに豪華になり、天皇の即位をはじめとする重要な儀式ともなれば、焼き物、煮物、蒸し物、煮こごりなど、当時最新の調理法を駆使した料理がきらびやかにお膳を飾りました。

味つけの基本は塩と酢で、味噌と醤油に近いものも使い、ワサビ、タデなどの薬味もあったようです。漬け物や塩辛もありました。酢は古墳時代にあたる400年ごろに、酒造りの技術と前後して大陸から伝わったと記載されています。

現代とくらべると味つけの技術が発達しておらず、料理は全体に味が薄かったようです。そのため、食べるときに各自が食膳で調味料を使って好みの味にしていました。

当時の砂糖は黒砂糖だったようですが、きわめて高価なうえにめったに手に入らず、さしもの平安貴族も気軽に口にすることはできませんでした。代わりに使われたのが蜂蜜、甘葛《あまづら》、水飴などの甘味料です。

甘葛はツタの茎に傷をつけ、したたる液を煮詰めたもので、『枕草子』の一節に「削り氷《ひ》にあまづら入れて、新しき金鋺《かなまり》に入れたる」と出てきます。再現した研究者らによると上品で、さらりとした甘味だそうです。

水飴は奈良時代から作られるようになり、当時のおもな原料は米で、ここに麦や米の芽生えを加えて糖化させていました。時代がくだると原料に麦芽をもちいるようになります。この他に、干し柿に吹く白い粉をはけで集めて使うこともあり、こちらは砂糖より甘味がずっと強いんだとか。干し柿の甘さは格別ですからね。

いずれの方法も大変な手間がかかるため、砂糖ほどではないにしても高価でした。それでも貴族らはさまざまな菓子を楽しんでいたようです。平安時代中期に作られた辞書『和名類聚抄《わみょうるいじゅしょう》』には、「ちまき」「くさもちひ（のちの草餅）」「せんべい」などの言葉がすでにおさめられています。

お膳にならぶ料理を食べる順番が定まり、食事の作法が生まれたのもこの時代です。食材には格があり、貴族らは庶民的な食材には箸をつけませんでした。

しかし貴族も人の子、和泉式部、一説によると紫式部は、貴族でありながらイワシが好物でした。イワシはいやしい魚とされていたので、公然と食べるわけにはいきません。夫の外出中にこっそり食べていたところ、帰ってきた夫に見つかり、たしなめられてしまったという話があります。

イワシを焼けば煙とにおいが残りますから、隠すのは難しかったでしょう。イワシといえば、節分の日にヒイラギの枝にイワシの頭をさして門や軒下に飾る風習は、平安時代に始まったとされています。イワシのにおいと柊のトゲに邪気をはらう力があると考えられていたようです。

贅の限りを尽くした貴族の食事は、しかしながら、盛り合わせの美しさと品数を重視するあまり、栄養のバランスは後回しでした。全国各地の珍しい食材を使おうとすれば、魚や貝は保存の利く干物や塩漬けなどの加工品が中心になります。

肉食禁止令を厳守したことで動物性蛋白質と脂質の摂取量が極端に少なく、見た目に反して貴族の食事は不健康なものでした。丈夫で長生きしたかったら、イワシでも鯖でも遠慮なく食べるくらいのほうがよかったのです。

そこに運動不足が拍車をかけました。とりわけ、一日の大半を屋内で静かに過ごしていた女性は体力がなく、このことが幼い子どもの死亡率の上昇を招いたといわれています。

心を救う信仰の力

糖尿病で死亡したと推測されているのが、摂政、太政大臣を歴任し、栄華をきわめた藤原道長です。記録に残っているなかでは日本最古の糖尿病患者となるようで、１９９

4年に日本で第15回国際糖尿病会議が開催された折には、図5に示すように道長の肖像画を描いた記念切手が発行されています。

1018年、三人の娘を天皇の后にして朝廷内で確固たる地位を築いた道長は、「この世をば　わが世とぞ思ふ　望月の　欠けたることも　無しと思へば」と詠《よ》みました。52歳のときでした。

当時の貴族たちにもてはやされたのが、大陸から伝わった蘇《そ》という食べものです。牛乳を根気よく煮詰めて作るため、手間がかかる貴重品でした。古代のチーズと表現することがありますが、再現されたものを試食したところ、発酵はしておらず、ほろほろくずれるキャラメルのようでした。

かすかな甘味と塩味があり、濃厚で、少し食べるだけでおなかがふくれます。それもそのはず、蘇100グラムで400キロカロリー以上あり、これはベーコンのカロリーに匹敵します。

記録によると道長は蘇に蜜をかけて食べていました。太政大臣の位についたお祝いの宴では、蘇と甘栗を合わせた菓子を宮中からたまわっています。どちらもおいしそうですが、カロリーが気になります。

図5 ◉日本最古の糖尿病患者は藤原道長だった

第15回国際糖尿病会議の記念切手です。左上に道長が、中央から右下に、糖尿病の治療にもちいるインスリンの結晶が青、白、オレンジ、ピンクで描かれています。道長が着ていた色鮮やかな錦の衣を模したと思われます。

このころ道長は喉の渇きをしきりに訴え、葛根を飲むなどしていました。本人も周囲も気づかぬうちに糖尿病を発症していたのです。道長の親族には他にも糖尿病と考えられる人が何人もいました。

病気の進行にともなって視力が低下し、その年の秋には人の顔を見分けられなくなったと記載されています。わずか2ヵ月で太政大臣を辞任すると、10年にわたって苦しんだのちに、みずから建立した法成寺で亡くなりました。

法成寺の壮麗さは地上の極楽とうたわれるほどでした。死が近いことを悟った道長は、西向き、北枕で横たわり、阿弥陀堂に安置された9体の阿弥陀仏の手と自分の手を五色の糸で結ばせ、僧らの読経に包まれて最期を迎えたそうです。「この世をば　わが世とぞ思ふ」と歌った道長の最期の心のよりどころは信仰でした。

少し説明しておくと、奈良時代の仏教が国家守護を願うものだったのに対し、平安時代には貴族が現世利益をめざして信仰するようになっていました。

しかし、平安時代中期以降、災害が多発し、戦乱が続くと、今度は末法思想が広がりました。末法思想とは、お釈迦様が亡くなって2000年たつと仏法がすたれ、天災人災が続き、世の中が乱れるという考えかたです。

末法の世が迫るなか、貴族らは現世での救いをあきらめ、来世での極楽往生を願って仏堂を盛んに造営しました。道長の子、頼道は別荘であった宇治の平等院を寺院にあらためて、翌年には鳳凰堂を建立しています。

祈禱も「科学」だったとはいえ、この時代でも病気を治す力は医術のほうが上でした。それでも祈禱がすたれることなく、こんにちまで頼る人が絶えないのは、心を救うという点で医術、医学よりまさっていたからでしょう。

武家が好んだ庶民の味

平安時代の庶民の暮らしは質素ではありましたが、玄米を主食に、新鮮な野菜と魚、山で捕らえた肉も食べ、結果的に貴族より健康的な食生活を送っていました。牛、馬、羊、鶏、犬、そして猪の子どもを食べることは禁じられていたものの、鹿やヤマドリ、ウズラ、ウサギなどは食べてもよかったうえ、この時代も庶民には禁止令が行き渡っていなかったからです。

先に取り上げた『病草紙』には、今でいう歯周病をわずらう男性も出てきます。そこに庶民の食事が描かれていて、これを見ると、現代と同じく左にご飯、右に汁物があり、向こうにおかずの入った皿が三枚並んでいます。一汁三菜です。

おかずの一つは小魚のようですが、よくわかりません。手前には小皿が置かれていて、ここに調味料を入れて、自分で味つけしながら食べたようです。

米の収穫量が増えるにつれて、木の実は栗とクルミくらいしか食べなくなりました。ドングリはたいていあく抜きが必要で調理に手間がかかるためですが、とくに保存が利き、デンプンが多い木の実を例外的にあく抜きして食べる地方もありました。

身分をとわず悩まされたのが寄生虫感染です。平安時代後期に成立した『今昔物語集』には、女性の体から長さ13～14メートルものサナダムシが出てきたという記述があります。

治療法には硫黄《いおう》と石をおなかにあてる、ザクロの根を煎じたものを飲ませるなどがあり、クルミの実が効くと考える人もいたようです。同じく『今昔物語集』に、サナダムシの化身がクルミの汁を飲んで溶けてしまう話がおさめられています。

サナダムシに感染した女性が子どもを産み、その子は成長して信濃守に任じられました。信濃はクルミが名産で、土地の人はクルミ料理で信濃守をもてなします。ところが信濃守が苦しみ始めたのを見て正体に気づき、クルミ汁を混ぜた酒を飲ませたところ、信濃守が溶けて消えてしまったという物語です。

ちょっとかわいそうな気もしますが、現代でも発展途上国ではサナダムシ感染による死亡例があります。同情は禁物でしょう。

藤原氏に代わって力をつけ、権勢をふるった平清盛が高熱に苦しんだあげく亡くなったのは1181年のことでした。死因は明らかではないものの、寄生虫症の一種、マラリアだった可能性があります。

マラリアの歴史は古く、古代エジプトのツタンカーメン王や、マケドニアのアレキサンダー大王もマラリアで死亡したという説があります。古代インド人は蚊がマラリアを媒介することをすでに知っていたようですが、この知識がいつ日本に入ったかはわかっていません。ヨーロッパ人がマラリアと蚊の関係に気づくのは19世紀末のことです。

道長の時代に書かれた紫式部の『源氏物語』には、主人公である光源氏がマラリアと思われる病気にかかり、高名な祈禱師のもとをたずねる場面が出てきます。その前年の夏には都で患者が多数発生したという記述もあります。

治療のためにカッコウの黒焼きなどを与えることもあったようですが、当然ながら効くはずもなく、治療の中心は加持祈禱でした。熱にうなされる清盛に霊験あらたかな比叡山の水をふりかけたものの、熱があまりにも高かったため、一瞬で熱湯に変わったと伝えられています。

図6は『源平盛衰記図会《げんぺいせいすいきずえ》』の一場面で、高熱のあまり炎に包まれた清盛のもとに閻魔《えんま》大王の使いが迎えにやって来る様子が描かれています。迫力ある絵ですが、なぜ極楽ではなく地獄から迎えが来たのでしょうか?

その前年、戦乱のさなかに、清盛が息子に命じて奈良の大仏殿を焼き打ちさせる事件が起きていたのです。このとき大仏の首が熱で焼け落ちたことから、人々は清盛の熱病を大仏のたたりと噂しました。当時の人は、慈悲深いはずの仏ですら「たたることがある」と発想したのですね。

実際は、貿易船にまぎれ込んでいた蚊に刺されたことでマラリアに感染したのではないかという指摘があります。清盛の肝いりで、大陸とのあいだの日宋貿易が盛んに行われていたからです。

朝廷の力が弱まり、社会が不安定になると、豪族や有力な農民のなかに武装する者があらわれました。こんな時代にふさわしいのは見ばえの良い食事ではなく、栄養価が高くて力が出る食事です。没落する貴族らの嘆きをよそに、武士の大半が玄米を主食とし、禁止令にもかかわらず肉を食べ、米を生産する強みを生かして力をたくわえていきました。

図6◉熱病に苦しむ平清盛

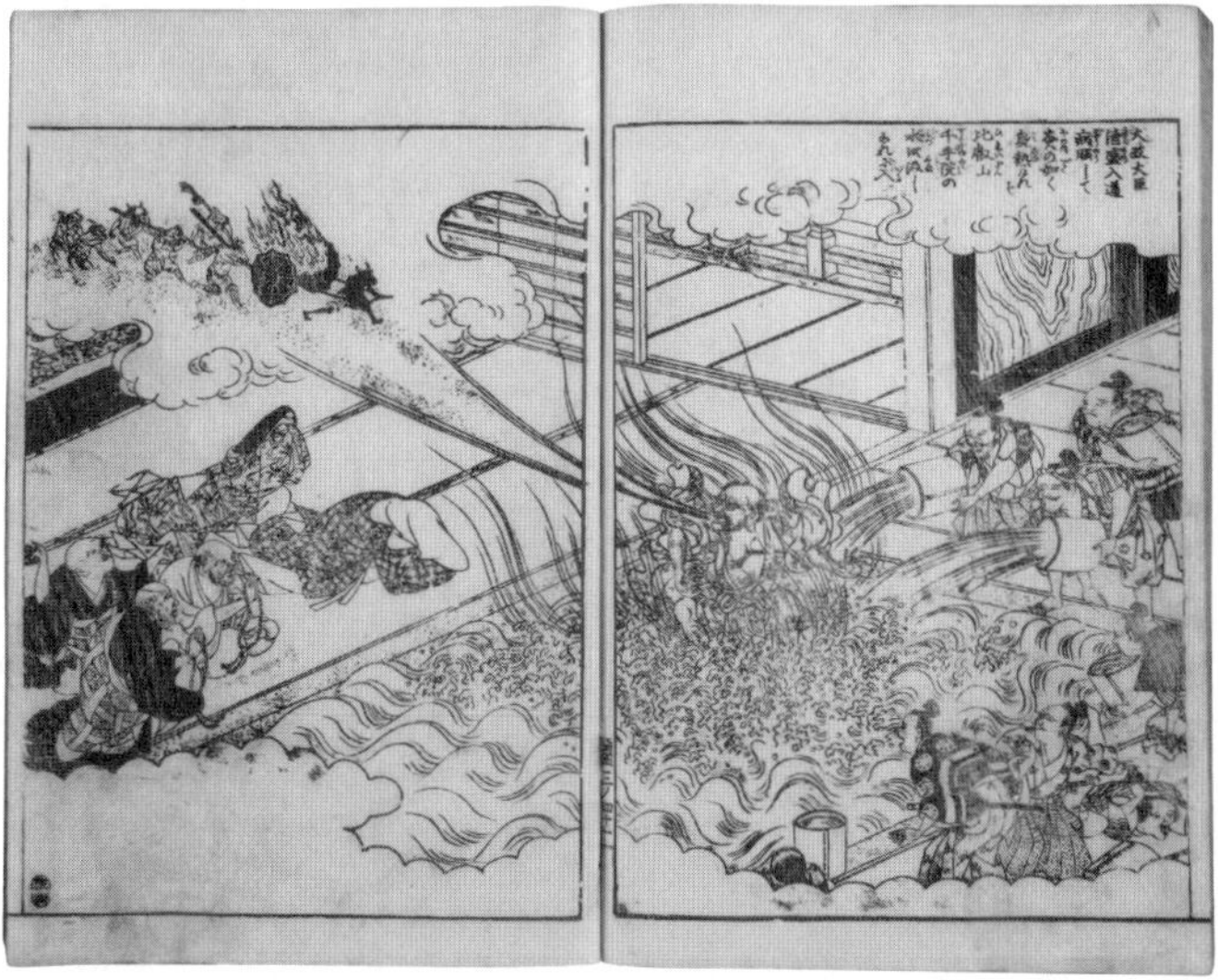

江戸時代後期にあたる1800年に描かれた挿絵です。中央にいる清盛に家臣らが右から水をかけていますが、水は炎に変わり、部屋に黒煙が立ちこめています。画面左上に閻魔大王の使いの牛車が見えます。

『源平盛衰記図会』より。内藤記念くすり博物館所蔵

第2章

食べて健康になる思想の広がり

～鎌倉時代から安土桃山時代まで①

実質を重んじた鎌倉時代

平氏が滅亡し、源頼朝が鎌倉に幕府を開くと、本格的な武家政権が始まりました。南北朝の内乱、応仁の乱をへて、群雄割拠、下克上の戦国時代に突入する争乱の世の幕開けです。

形式と格調を重んじる平安の貴族社会と異なり、鎌倉の武家社会が重視したのは実質とわかりやすさでした。これを反映して、仏教も医術も学問にとどまることなく、実践し、結果を出すことが求められるようになりました。

すでに遣唐使が廃止されていたため、大陸の進んだ医学を持ち帰ったのは留学した僧たちです。医術を学んだ僧が医師になり、広く大衆の救済をめざすようになったことで、それまで上流階級のものだった仏教の大改革が進みました。呪術と医術はどちらも学問であり、「科学」だったことを思えば、仏教僧が登場したのも自然なことでした。

武家出身の僧、梶原性全《かじわらしょうぜん》は大陸の医学書を下敷きにして、50巻からなる医学全書『頓《とん》医抄《いしょう》』をまとめました。内容の充実ぶりもさることながら、最大の特徴は、より多くの人の助けとなるようカタカナ交じりの読みやすい和文で書かれていることです。平安時代の『医心方』が漢文で書かれていたのとは対照的です。

また、性全は他の著作に、日本の書物にはそれまでなかった人体解剖図をおさめました。これより150年前に大陸で初めて記載された人体解剖図を参考にしたようです。

現代の知識に照らすと大ざっぱで、正確とはいえない描写もありますが、「病気や不調を目に見えない怨霊や神仏のせいにして、わかった気になっていてはいけない。必ず理屈があるはずで、これを知るには体の構造と、体が働くしくみを正確に理解する必要がある」という、性全の決意が感じられます。

おなかには密告者が住んでいる?

とはいうものの、病気の原因を突き止めるのは一筋縄ではいきません。

小さな子どもが夜泣きしたり、かんしゃくを起こしたりすることを「疳《かん》の虫が起きる」と表現することがありますね。「腹の虫がおさまらない」とか、「虫の知らせ」「虫が好かない」という言葉もあります。体の中に虫がいるなんて、寄生虫か何かをさしているのでしょうか?

古来、大陸には体内に「三尸《さんし》の虫」と呼ばれる三匹の虫が住んでいるという思想がありました。これが日本に伝わって、なぜかわからないが何となくそんな気がする、というときに、虫の影響だとして「虫のしらせ」などと言っていたようです。

しかし、三尸の虫がもたらす本当の災いは別のところにありました。人が眠っているあいだに天にのぼり、神様にその人の悪事を告げ口するのです。神様の怒りにふれると寿命が短くなると考えられていたため、虫に告げ口されないよう、人々は知恵を絞りました。

三尸の虫が天に行く日が決まっていたことから、大陸でも日本でも、この日はお経を唱えながら皆で食事をしたり、遊んだり、おしゃべりしたりして眠らずに夜を明かすようになりました。鎌倉時代に広がり、江戸時代に盛んに行われた庚申待《こうしんまち》という行事です。ずっと目をさましていれば、三尸の虫が体から出られませんからね。

身を慎むのではなく、告げ口させなければよいという発想の面白さ。人間は昔から変わらないことがわかります。

体内の虫が悪さをすると考えるようになったのは、本物の寄生虫による感染症が頻繁に起きていたからと思われます。マラリアのように顕微鏡を使わなければ見えない寄生虫は別として、サナダムシなど大型の寄生虫は出てくればすぐわかります。そのため、おなかに症状が起きる赤痢や腎臓結石、下痢、さらには子どもの夜泣き、ひきつけ、イ

図7◉疳の虫、夜泣き虫の想像図

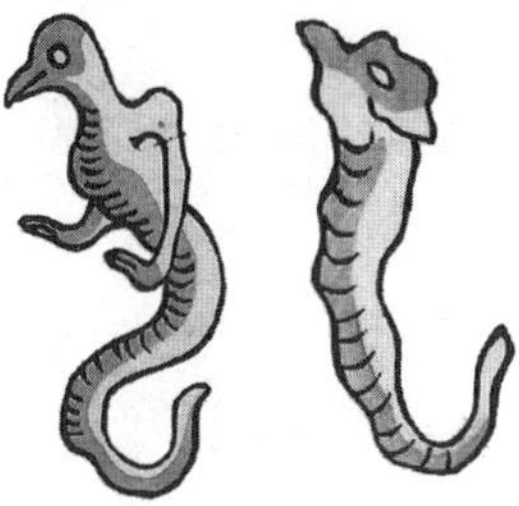

明治時代の虫下し薬の広告に描かれていた想像上の虫です。虫下しはロシア製で、干したヨモギのつぼみを主原料としており、大変苦かったそうです。

紙看板「セメンシイナ丸」より。内藤記念くすり博物館所蔵

ライラまで、虫が原因とされていました。

図7は「疳の虫」と「夜泣き虫」の姿です。もちろん想像図で、いずれも明治時代に発売された虫下し薬の広告に描かれていたものです。

どこから思いついたのか、疳の虫は腕の生えたタツノオトシゴのようですし、夜泣き虫は犬とミミズが合わさったような姿で、ちょっと愛嬌があります。

古くは海藻の一種やザクロの根を煎じて飲ませる、トンボの幼虫とかアカガエルを焼いて食べさせるなどの治療が行われたようですが、そもそも疳の虫など実在しないので効くはずもありません。

時代がくだると、有名な奇応丸《きおうがん》という

漢方薬が使われるようになります。主な成分は熊の胆嚢《たんのう》で、虫下しではなく、神経の興奮をしずめ、お腹の痛みをやわらげる効果があります。

室町時代に奈良の東大寺で太鼓を修理したときに、太鼓の中に奇応丸の製法が記されているのが見つかったそうです。同じ配合の薬は大陸には存在しないことから、おそらく日本で独自に開発されたと考えられています。

短命が目立つ北条氏の謎

虫のせいとされた病気の一つ、赤痢は、細菌ないしアメーバ原虫による感染症です。やはり大陸から日本に入ったと考えられ、天然痘をはじめとする疫病や、大規模な飢饉のあとで体力が落ちた人々をおそいました。奈良時代の737年には、「麻疹《はしか》が流行したら続いて赤痢が発生するから気をつけよ」という命令が太政官から出ています。

おもな症状は下痢で、そこに血や膿が混じって赤くなることから赤痢と名づけられました。汚染された水や食べもの、食器などから感染し、1960年代までは国内で毎年2万人近くが赤痢で死亡していました。

現代でも世界を見渡せば、上下水道の整備が遅れた熱帯地域を中心に毎年約70万人が赤痢で亡くなっており、このうち約80パーセントが10歳未満の子どもです。

中世の日本では天皇や上流貴族も赤痢に苦しみ、記録によると、藤原道長の異母兄である大納言藤原道綱は一晩に20回もトイレに行ったそうです。さぞつらかったことでしょう。

当時の医師は小豆粥とか、ナマコの腸であるコノワタを食べるよう指示したと記載されていますが、抗生物質がなかった時代には手も足も出ない病気でした。赤痢の原因が明らかになるのは、日本の細菌学者、志賀潔《しがきよし》が赤痢菌を発見する1897年のことです。

鎌倉時代の執権北条時頼も赤痢に見舞われました。執権とは鎌倉幕府で将軍を補佐する役職で、幕府の事実上の最高責任者です。時頼は20歳の若さで執権の座についたものの、30歳のとき赤痢にかかって地位を息子に譲り、出家しています。

まだ若く体力があったからか、幸いにも時頼は健康を取り戻すと、引き続き政治の実権を握りました。僧の姿となって諸国をめぐり、内情を視察したという伝説もあり、とりわけ有名なのが「鉢の木」の物語です。

旅をしていた時頼が貧しい鎌倉武士の家に立ち寄ったところ、主人は、旅人が時頼であることに気づかないまま、大切にしていた梅の木を薪として燃やし、もてなします。

そして、こんな暮らしをしていても幕府への忠義は忘れていないと熱く語り、時頼の心を打つのです。

こんな物語が生まれるほど、鎌倉幕府でひときわ大きな存在だった時頼ですが、没年は意外に早く36歳です。平均寿命が短かった当時でも、小さいうちに亡くなる子どもを除いて考えると36歳で世を去るのは早いといえます。この傾向は北条氏の家系で広く見られ、先代の執権経時《つねとき》は22歳、時頼を継いだ長時も34歳で亡くなり、時頼の直系に限っても、元寇をしりぞけた時宗が33歳、貞時が39歳、高時が28歳で没しています。

執権の激務に加え、毒殺説もささやかれていますが、北条氏が近親者との結婚を繰り返していたことから、何らかの遺伝子の異常を受け継いでいた可能性も指摘されています。

慈悲の心がなければ病人は救えない

北条氏の支援を受けて、病人や貧しい人、孤児らの救済に奮闘したのが鎌倉極楽寺の僧、忍性《にんしょう》です。時頼の死後、子どもを中心にまたも鎌倉で赤痢が流行したときには寺に療養所を開きました。

記録によると極楽寺の広大な敷地には薬草園や薬湯室があり、20年間に6万人弱の病人を収容したそうです。鎌倉時代の人口は８００万人前後だったといわれていますから、現代の人口にあてはめると90万人を受け入れた計算です。薬湯室というのは薬草治療を行う部屋で、湯に薬草をひたして薬湯を作り、これを患部にかけました。

当時最新の医術を身につけ、仏につかえる僧らが手ずから治療してくれるのですから、患者にとって、どんなに心強く、ありがたかったことでしょう。極楽寺では収容された病人の80パーセントが命をとりとめたと記載されています。

その一方、こんにちのホスピスに似た無常院と呼ばれる施設もそなえていました。手のほどこしようがないほど弱った人、病気が進んでしまった人がここで暮らし、この世は無常であることを受け入れて、仏の胸に抱かれ、残された日を静かに過ごしました。『精選版日本国語大辞典』によると、無常とは「現世におけるすべてのものがすみやかに移り変わって、しばしも同じ状態にとどまらないこと。特に、生命のはかないこと」をいいます。

誰も死から逃れられないとなれば、生にしがみついても苦しいだけです。しかし、この執着を手放すことができれば心の安らぎが得られるというのが仏教の考えかたです。

『頓医抄』をまとめた梶原性全は忍性より50歳ほど年下ですが、鎌倉の出身で、極楽寺で医療活動をしていた時期があるそうです。性全は『頓医抄』にこう書いています。「慈悲の心をもって行えば、たとえ技術がつたなくても効果があるものだ。欲深く、いつくしむ心のない者が広い学識を持ち、特効薬を山ほどもちいても効くはずがない」

これこそが、僧である忍性が生涯を通じて追求した医療だったでしょう。その活動は極楽寺にとどまらず、各地に悲田院や施薬院を建て、道路や橋を整備し、大寺院を含む多くの寺社の復興に尽力しました。

素晴らしいことですが、気になるのは、これだけの資金をどうやって工面したのかということです。鎌倉幕府の後ろ盾があったにしても、ちょっとやそっとで用意できる額とは思えません。

じつは、忍性はすぐれた実業家でもありました。文献によると、救済活動を行う見返りに、鎌倉最大の貿易港の関税徴収権と、由比ヶ浜の漁業独占権を得ていたのです。さらに、北条氏から寄進された荘園も所有しており、資金の心配はないも同然でした。

忍性は極楽寺で亡くなり、没後、後醍醐天皇から忍性菩薩の称号をたまわりました。こんにちもなお、日本の仏教史上でもっとも衆生救済に尽くした僧とたたえられています。

日本に根づいた茶の文化

忍性とは異なる形で人々の暮らしに長く続く影響を与えたのが、鎌倉時代初期の禅僧、栄西です。栄西の功績は、私たちが毎日のように飲んでいるお茶の普及に大きな力を果たしたことです。

お茶は奈良時代にはすでに伝わっていたという説もあるものの、当時は熱さまし、眠気ざましなどを目的に、貴族や僧など限られた人が飲むだけでした。栄西は中国大陸に二度留学し、茶の栽培法、飲み方、効能などに関する知識を深めました。

鎌倉幕府が編纂した歴史書『吾妻鏡《あずまかがみ》』には、3代将軍源実朝が二日酔いに苦しんでいたところ、栄西の茶で酔いがすっかりおさまったと記載されています。このころのお茶は粒子の粗い抹茶のようなもので、すぐに粒子が茶碗の底に沈んでいたようです。ざらざらして口あたりはよくなさそうですね。

栄西は後鳥羽上皇の命を受けて、茶の効能を『喫茶養生記』にまとめました。図8は栄西の肖像画と『喫茶養生記』です。ここには茶を飲むべき理由として、こう書かれています。

「健康の基盤は5つの重要な臓器、すなわち、肝、心、肺、腎、脾がバランスよく働くことである。そのためには、それぞれの臓器に対応した味を持つ食べものを適切に摂取することが大切だ」

　そのうえで、日本人は苦いものをあまり食べないのが問題だから、苦いお茶を飲むと良い、と説きます。

　栄西の思想は陰陽師のところで出てきた陰陽五行説にもとづくものです。陰陽五行説は宇宙の発生や自然の循環、人体のしくみなど、あらゆる現象を説明するために大陸で発展した理論で、当時は最先端の学問でした。

　陰陽玉行説の正しさはさておき、栄西の主張が画期的だったのは、「体に良さそうなものを選んで食べる」という、古代からの素朴な思想に、理論によるしっかりした裏づけを与えようとしたことです。栄西の努力は、食を通じた養生、食養生《しょくようじょう》として、続く室町時代から江戸時代に大きな実を結ぶことになります。

　やがて、茶臼を使って茶葉をひくことで粒子の細かい抹茶を作れるようになると、室町時代には武家のあいだで「茶の湯」が流行し、やがて武家のたしなみとして定着しま

図 8 ◉喫茶養生記と栄西禅師

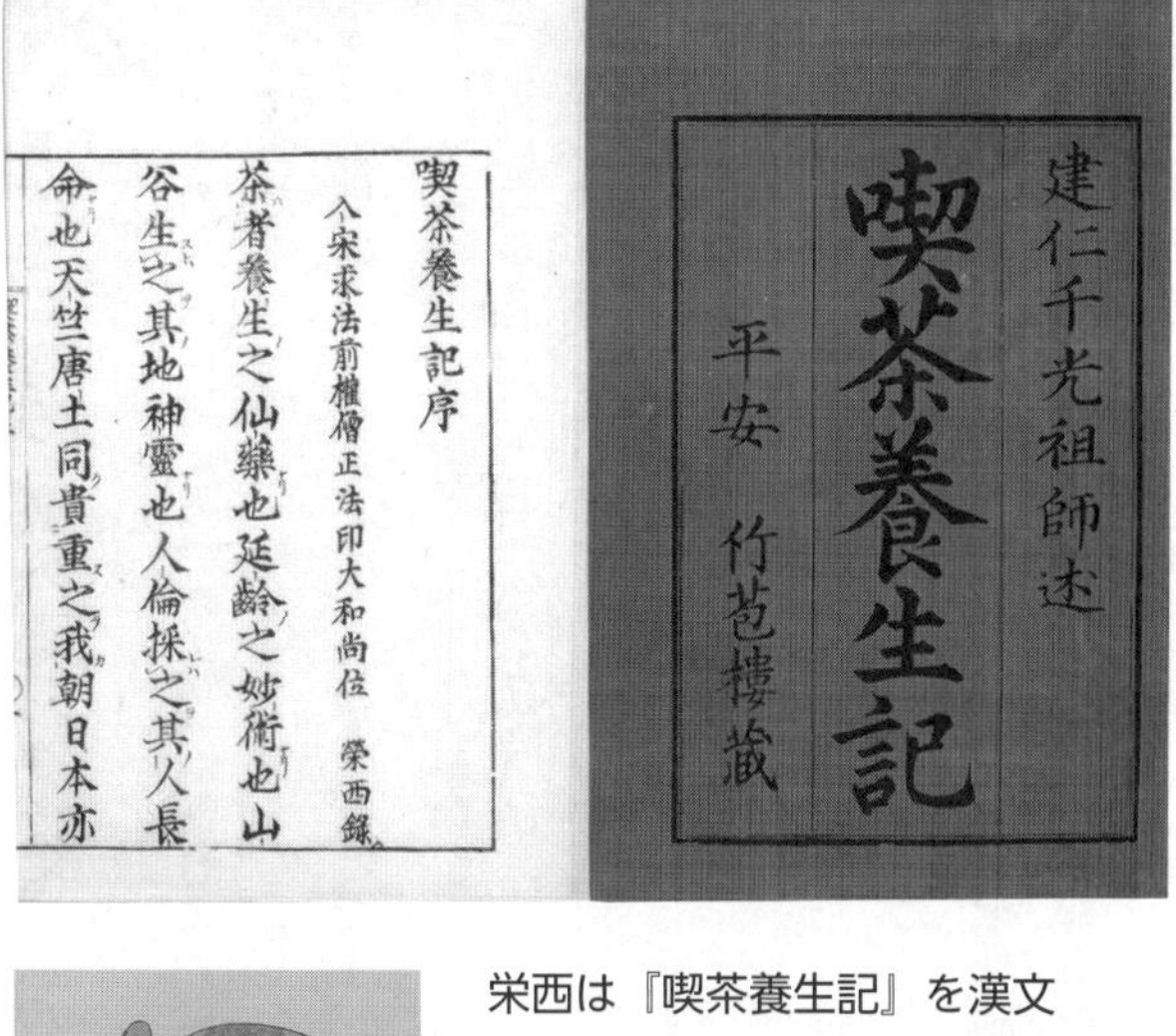

建仁千光祖師述
喫茶養生記
平安 竹苞樓蔵

喫茶養生記序
入宋求法前權僧正法印大和尚位 榮西録
茶者養生之仙藥也延齡之妙術也山
谷生之其地神靈也人倫採之其人長
命也天竺唐土同貴重之我朝日本亦

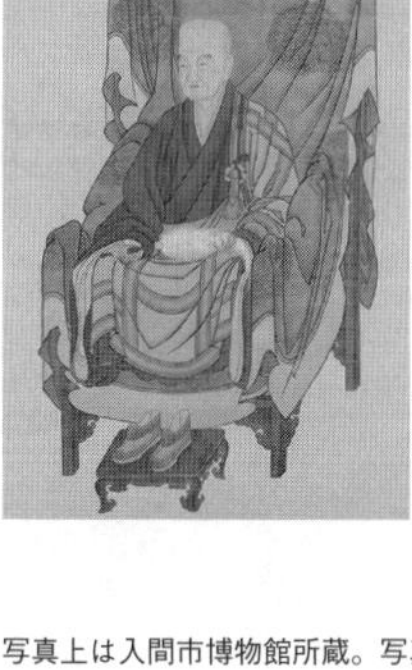

栄西は『喫茶養生記』を漢文で執筆しました。肖像で頭が大きく描かれているのは、栄西の博識ぶりをあらわすためという説があります。

写真上は入間市博物館所蔵。写真下は建仁寺所蔵

す。蒸し暑い日本では、ほろ苦く、すっきりした茶の風味が受け入れられやすかったのでしょう。

茶葉を煮出した番茶に近いものを庶民が飲むようになるのは、時代がくだって江戸時代に入ってから。みずみずしい緑色で、豊かな香りを持つ、現代に通じる煎茶が開発されるのは江戸時代の中ごろ、1738年のことです。

腹が減っては戦ができぬ、一日三食の広がり

鎌倉時代から室町時代にかけて日本人の食生活にいくつかの変化が起こりました。その一つが、一日三食の習慣が徐々に広がったことです。

古代の日本では、夜明け前に起きて仕事をし、気温が上がる10時くらいに家に戻って、そこで朝と昼をかねた食事をするのが普通でした。奈良時代の役人の勤務時間は早朝から昼ごろまでだったそうです。宴会は午後2時に始まって日没まで。

平安貴族は月をながめながら楽器をかなで、歌を詠むこともありましたが、ここでは食事にはほとんど手をつけなかったようです。鎌倉時代後期になっても、後醍醐天皇は朝食を正午ごろ、夕食を夕方4時ごろ召し上がっていました。とっぷり暮れて、夜更け

ともなれば、起きているのは物の怪か、夜行性の動物だけでした。

日本はとくに夏が蒸し暑いので、涼しいうちに仕事を片付けるのは合理的といえます。また、就寝が遅くなりがちな現代よりも、日の出、日没を基準に生活リズムができていた古代から中世の暮らしのほうが、体本来のリズムには合っていたでしょう。

この時代には一般の農家も牛や馬の力を借りて土地をたがやし、水車を使って田に水を引くようになっていました。「かかし」もこのころまでに普及したようです。かかしを立てるのは、人がいるように見せて鳥獣を寄せつけないためだけでなく、田の神様に宿ってもらうためでもありました。

鎌倉武士も一日二食でしたが、訓練や実戦には軽い食事を持参して、おなかがすくと食べていました。このとき重宝したのがおにぎりです。鎌倉時代初期の1221年に発生した承久の乱の際には、鎌倉幕府が武士に梅干し入りのおにぎりを配ったといわれています。

当時も米は餅米の玄米だったと考えられ、おにぎりは竹の皮や木の葉に包んで持ち歩きました。うるち米を使う現代風のおにぎりが登場するのは鎌倉時代末期のことです。

梅は古墳時代に大陸から伝わりました。平安時代に書かれた『医心方』は梅干しを薬としてあつかっており、禅宗の僧はお茶うけに梅干しを食べていました。梅干しを作るときにシソを入れるのは風味を加えるためだけでなく、シソが毒消しの薬草だったからです。第1章で説明したように、このころの野菜は薬効重視で選ばれていました。

武士以外の人はどうだったのでしょうか。僧は平安時代まで朝食しか食べていなかったという話があります。しかし、大陸には三食食べる伝統があったため、留学帰りの僧は日本でも一日に三回食事をするようになりました。この影響は次第に公家にもおよびます。公家とは朝廷に仕える貴族のことで、このころから武家に対して公家と呼ばれるようになっていました。

けれども、この習慣が庶民にまで浸透するのはその400年後、元禄時代のことです。

和食の基礎が定まった室町時代

武家社会で健康的な食事が好まれたのは、しっかり戦うためだけでなく、武士の多くが、戦乱がおさまると武器を農具に持ちかえて耕作にいそしむ農民だったからです。田畑をたがやし、堆肥《たいひ》を運び、重い農具を使いこなすには、力の出るものを食べる必要がありました。

獣肉も食べていましたが、殺生を禁じた仏教の教えに加えて、肉食を心身のけがれとする神道にもとづく考えかたも影響し、農民を含む庶民も肉食は好ましくないと感じ始めていました。

あからさまに狩りをすることははばかられたため、健康のために、薬として食べるという名目で狩猟を行うようになりました。獲物は猪、鹿、熊、狸、ウサギ、鳥はヤマドリ、ツグミ、ウズラ、キジなどです。

こんな言い訳が通ったのは、「健康は何より大切だ」という共通の認識が人々のあいだにできていたからでしょう。健康のためならしかたない、となったわけです。それでも時代が進むにつれて、薬のための狩猟すら頻繁には実施されなくなりました。

一説によれば、この時代にもっとも格式の高い食材とされたのが鯉に代表される淡水魚で、次いで海の魚、貝、鳥類の順だったそうです。

それまで蒸していた米を炊くようになるのもこのころです。また、かつては朝廷で行われる特別な儀式のための調理法だった焼き物、煮物、蒸し物、汁物、漬け物などの料理が庶民にも普及していきました。

この背景には、貴族階級と庶民の生活格差がそれ以前の時代とくらべて小さくなったことがあります。43ページの図3で見たように、奈良時代の貴族と庶民の食事は品数にも内容にも天と地ほどの違いがありました。それが生活水準の全般的な向上によって、境界がかなりぼやけてきたのです。

食材を炒めたり焼いたりすることが多い中華料理、西洋料理と異なり、和食ではゆでる、煮る、だしを取るなど、素材のうま味を引き出す調理法が発達しました。その最大の理由は水が軟水だからです。

水は含まれるカルシウムとマグネシウムの濃度をもとに軟水と硬水に分けられていて、日本は大部分の地域が硬度の低い軟水です。茶の湯が発展したのも、口あたりの良い軟水に恵まれていたからでしょう。

ただ、日本にも硬水の地域があり、現代の浄水場でいうと全体の3~4パーセントが硬水に分類されています。日本列島ができたときの地質の関係でしょうか、地図の上で一直線にならぶ地域です。水の硬度が違うと清酒の味わいが変わるようで、水が軟水に近い京都伏見の酒を「女酒」、硬水をもちいる兵庫灘の酒を「男酒」と表現するそうです。

さて、室町時代に起きたもう一つの重要な変化は、ご飯を主食とし、おかずを副食とする和食の枠組みができたことです。日本語で食事のことを「ご飯」というのは、ご飯が食事の主役だからです。同じく米を主食とする中国やタイでも、米を意味する言葉で食事全体を表現します。

じつは主食、副食という発想をするのは世界でも稲作地帯にほぼ限られ、それ以外の地域は主食を持たないと考えられています。たとえば西洋人は米の代わりにパンを食べます。ですが、西洋料理の中心は肉であり、パンは野菜と同じく添えものなので、西洋人が食事全体を「パン」と表現することはありません。「このおかずがあるとパンが進むなあ」とも言いませんね。

日本人とアジア人にとって米は特別な存在であり、人々はそのことを深く意識していました。この続きはのちほど考えましょう。

現代に近い鮓の誕生

この当時、味醂はまだありませんでしたが、塩、酢、酒、そして醤油に近いものは広く使われ、酒粕に魚や野菜を漬け込む粕漬けも生まれていました。調味料が発達すれば手の込んだ料理を作れるようになります。こうして登場したのが現代の寿司に近い「すし」で、当時は「鮓」の字を当てていたようです。

鮓のルーツは、紀元前に東南アジアの水田地帯で作られていた魚の保存食という説が有力です。これが大陸をへて日本に伝わったと考えられ、奈良時代の文献に鮓に関する記述が出てきます。

しかし、このころの鮓は魚に米飯と塩を混ぜて、数ヵ月から数年かけて発酵させたものでした。いわば魚の漬け物です。蒸し暑い地域で食品を保存するには適した方法ですが、この作りかたではご飯はどろどろになるので食べられません。

これが室町時代になると、もっと速く作りたい、どうせならご飯も食べたいということで、半月から1ヵ月程度で発酵を切り上げる手法が開発されました。ご飯にほどよい酸味がついて、おいしく食べられたようです。

こうして鮓は魚料理からご飯ものに大きな転換をとげ、庶民にも普及しました。ただし、宮中では昔ながらのじっくり漬け込む鮓を食べていたという記録があります。21世紀のこんにちでも儀式にピンセット状の古代の箸を使うくらい、宮中は伝統と格式を尊びますから、むべなるかなと思われます。

寿司につきもののワサビと生姜はどうだったでしょうか。こちらもすでに使われていました。室町時代初期に書かれた『庭訓往来《ていきんおうらい》』は、当時の武家社会の年中行事にからめて、武家の生活に必要な知識をまとめた書物です。ここに調味料として、ワサビ、辛子、生姜、胡椒が出てきます。醤油に近いものが作られるようになると、醤油にワサビを添えて刺身を食べる習慣も生まれました。

出汁の利用も始まります。鰹節、昆布などの出汁は和食の味わいを深めてくれるだけでなく、出汁が香ると、言葉にできない安らぎをおぼえるものです。

『庭訓往来』には昆布出汁が出てきますし、1489年に書かれた料理書には「花鰹」の文字が登場し、雑煮にのせたり、和え物にもちいると記載されています。現在の使いかたそのままですね。1489年は、8代将軍足利義政が銀閣寺を建立した年です。

鰹節の製法が完成するのは江戸時代末期ですが、大宝律令を修正して757年に施行された養老律令に、鰹節に似た食品が記載されています。おそらくは古墳時代から食べていたのでしょう。

和食と違って中華料理は出汁を使いません。出汁にあたるのが鶏のスープです。面白いことに、同じ鶏のスープでも、本場中国のものと日本で使うものはアミノ酸のバランスが異なり、日本では鰹節や昆布の出汁に近いものが好まれるそうです。出汁が日本人の味覚をささえ、欠かせない要素になっていることがわかります。

大陸との貿易が活発になったことで手に入りやすくなったのが砂糖です。茶の湯の流行と相まって、さまざまな和菓子が作られました。

1467年、京の都に応仁の乱がわき起こります。その大きな原因の一つが将軍足利義政の後継問題でした。争いは全国に広がり、11年にわたって続きますが、当の義政は騒動をよそに京都東山に移り住み、水墨画、茶の湯、連歌、能楽、生け花などに明け暮れました。東山文化です。義政は客人があると砂糖羊羹でもてなし、豊かな甘味を楽しんだといわれています。

「人の世の50年の歳月」とは?

応仁の乱以降、将軍の権威は失われ、世は乱れに乱れます。そうでなくても、平安時代中期から室町時代にかけて、日本はさまざまな災厄にみまわれました。地震、土砂崩れ、巨大台風、噴火などの自然災害が何度も発生し、そこに大飢饉と疫病が追い打ちをかけました。

室町時代には鎌倉だけで2万人が餓死する飢饉があり、その少しあとには京で8万2

000人が亡くなる大飢饉が起きています。「飢え死にしなかった者も病で死んでいく」といわれるほど、悲惨な事態が全国で相次ぎました。

平成、令和などの元号は、明治以降は天皇一代につき一つと定められていますが、それ以前は、喜ばしいできごとや、逆に大きな災いが起きたときに、人心を改め、政治を仕切り直すためとして改元することがありました。平安時代から室町時代までの時期は、疫病、天災、戦乱、飢饉をしずめるための改元が繰り返し行われています。

戦国時代の定義はいくつかあるものの、1467年に始まった応仁の乱から1568年の織田信長の上洛まで、おおむね室町時代の後半にあたる約100年間の動乱の時代をいいます。社会の秩序が崩壊し、人々が窮状にあえぐなか、全国各地にあらわれたのが、武力、知力にすぐれ、人間的な魅力にあふれる武将たちでした。

大名の跡取りとして大切に育てられた者もあれば、貧しい農民の子として幼いころから苦労を重ねた者もありましたが、いずれも次第に頭角をあらわして、領地を治め、力をたくわえ、激突を繰り返すようになりました。

戦国武将にもう一つ共通していたのが、長生きする人が多かったことです。

「人間五十年下天の内をくらぶれば夢幻の如くなり」

これは織田信長が好んで舞った『敦盛』の有名な一節です。信長自身が48歳で亡くなったことをふまえて、「人間五十年」を「当時は平均寿命が50歳くらいだった」と理解している人がときどきいますが、勘違いですね。

この「人間五十年」は仏教用語で、「人の世の50年の歳月」という意味です。人間界の50年は天界の一昼夜にあたると考えられていたため、天界とくらべて、この世の50年など、あっという間だ、ということです。

当時の実際の平均寿命は武士が42歳くらい、庶民は30歳くらいでした。現代の感覚だと短く感じられますが、先にも出てきたように、幼いうちに亡くなる子どもが多かったからです。武士のほうが庶民より平均寿命が長いのは、栄養や医療の面で恵まれていたために、子どもが亡くなりにくかったからかもしれません。

著名な武将はとくに長生きでした。満年齢でいうと真田信之が92歳、北条早雲が87歳、島津義弘83歳、尼子経久83歳、毛利元就74歳、徳川家康73歳にはじまり、伊達政宗、豊臣秀吉、柴田勝家、前田利家も60代まで生きています。織田信長の弟である織田有楽斎も75歳で亡くなっているため、本能寺の変がなければ信長も長生きしていた可能性があります。そうなったら、のちの日本はどんな社会になっていたでしょうか。

心と体が強くなければ勝ち続けることはできませんから、これらの武将はもともと健康に生まれついていたと思われます。しかし、それだけでは足りません。天下を平定し、新しい秩序を作るには、20年、30年という歳月がかかります。そのためには、養生して長生きする必要がありました。

長生きしてチャンスをつかめ

この時代は医学の発展があまり見られなかったとされています。戦で負ったケガの治療も、血止めにドクダミ、梅干し、松茸などを使う素朴なものでした。

そんななか、僧から医師に転身した曲直瀬《まなせ》道三は、歴史、儒学、大陸の伝統医学、西洋の南蛮医学を学びながらも、これにとらわれず、日本人に有効な、日本人が健康で長生きするための医学の確立に力をそそぎました。

図9は道三の肖像画です。きわめて聡明だったと伝えられていますが、気取らず、親しみやすい人柄がしのばれます。

養生書といえば第4章で取り上げる貝原益軒の『養生訓』がよく知られています。その100年以上前に生きた道三も、86歳で生涯を閉じるまで、おもに武士に向けて多数の養生書をあらわしました。

米の収穫量が飛躍的に増えて食の選択肢が広がり、珍しい食材や新しい食習慣が大陸どころか、はるか南蛮からも入り始めるなかで、何をどう食べるべきか、人々に迷いが生じていたのです。現代に似た状況といえるかもしれません。

道三は先に出てきた陰陽五行説にもとづき、こう書いています。

「日本人は水稲を育て、大豆から味噌を作り、深い海で捕らえた魚を食べている。これらは陰と陽のうち陽の食べものだから、体に熱を与え、温めてくれる。生薬のなかで体を温める作用がもっとも強いのが高麗人参だが、日本人はつねに高麗人参を食べているようなものだ。これに対して大陸の人は陸稲を食べ、海の魚を捕らえることがめったにない。だから陽が不足しがちで、これを補うために鳥や獣の肉を食べるのだ。つまり、日本人が大陸の人をまねて肉を食べる必要はなく、むしろ病気のもとになる」

陰陽五行説では、ものごとを能動的な「陽」と、受動的な「陰」の二つの働きによって説明します。人の体についていうと、陰と陽のバランスが取れていれば健康で過ごすことができ、バランスが崩れると病気になるとされています。

現代の感覚に照らすと非科学的に聞こえるかもしれませんが、ここで重要なのは、風

図9◉曲直瀬道三肖像

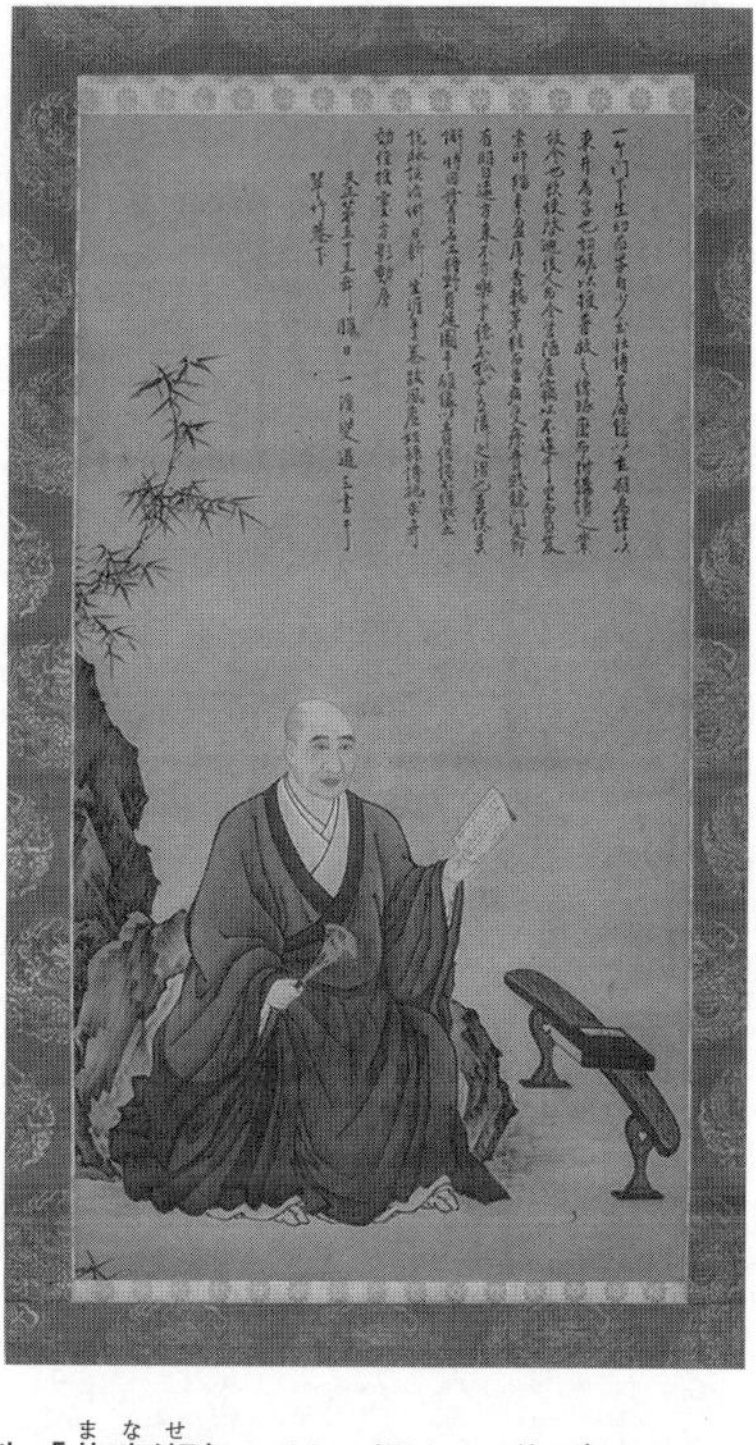

道三の姓「曲直瀬《まなせ》」には、汚れて曲がりくねった医学の流れを、清らかでまっすぐな流れに戻したいという願いが込められているといわれています。

武田科学振興財団杏雨書屋所蔵

土と食生活が体を作ると道三が考えたことです。

大陸の人と日本人は生活環境も食べものも異なり、これが気質の違いにあらわれている。体も違って当たり前で、病気の治療法も日ごろの健康法も同じでよいはずがない。大陸の伝統医学や南蛮医学を盲信せず、日本人のための医学を追求すべきだ。これが道三の信念でした。

近代的な医学研究が一切行われていなかった時代にあって、道三の強みは東西の文献に通じ、こんにちの医学者をしのぐほどの徹底的な観察と思索を重ねたことです。茶の湯に造詣が深い文化人でもあったことから、将軍足利義輝、正親町天皇をはじめ、織田信長、豊臣秀吉、徳川家康、毛利元就、細川晴元、三好長慶、松永久秀、明智光秀など、著名な武将に治療をほどこし、信頼と尊敬を集めたといわれています。

１５７５年に道三のもとを訪れた信長は、奈良の正倉院に伝わる蘭奢待《らんじゃたい》という日本最古の香木の一部を特別に切り取って持参し、道三に贈りました。蘭奢待は21世紀のこんにちも香気を保ち続けているとされ、その香りには気持ちを落ち着かせ、痰を抑える効果があるそうです。

正倉院におさめられているとなれば皇室の宝物ですから、さしもの信長も入手するには天皇の勅許が必要でした。信長が道三をどれほど敬っていたかがうかがえます。

健康維持に心をくだいた毛利元就

武将らがこぞって体に良い食事を追求したのは、自身の健康状態が、戦の勝ち負けと同じように一族の存亡にかかわることを知っていたからです。曲直瀬道三の実用的な医療がもてはやされたのには、こういう事情がありました。

三本の矢の教えで知られる毛利元就は曲直瀬道三と親交を結び、次のような助言をもらっています。

「常の食　四時に順じ　五味を和し　飽に及ばず　又は飢えざれ」

日常の食事は季節ごとの旬のものを、かたよらないように食べなさい。飽きるほど食べてはいけないし、空腹をがまんするのもよくない、という意味です。四時とは四季のこと、五味は酸味、苦味、甘味、辛味、塩辛味のことです。

苦労して地位を築いた元就は非常に慎重な性格でした。図10は元就の肖像画で、相手の心を見通すような鋭い眼光が印象的です。中国地方のほとんどを治める大大名になっても道三の助言に従い、贅沢せず、旬の食材をバランスよく食べるようつとめました。

定番のおかずは瀬戸内海で獲れたイワシなどの小魚と、地元の野菜だったそうです。

平安時代にはいやしい魚とされたイワシは、縄文時代の遺跡からも骨が発見されていて、数千年から、ひょっとしたら1万年以上にわたって日本人の貴重な食料でした。また、イワシをしぼった油を灯明にし、しぼりかすは肥料として田畑にまきました。おせち料理でイワシを炒ったものを田作りと呼ぶのはこのなごりです。

健康効果については昔からよく知られていたようで、元禄時代に書かれた食材の解説書『本朝食鑑』は、「イワシは生命力を高め、体を強くし、健康で長寿になれる」としています。

ご存じのように、イワシ、鯖、サワラ、サンマなどに豊富なEPA（エイコサペンタエン酸）とDHA（ドコサヘキサエン酸）は動脈硬化の進行を抑え、近年では認知症の予防にも役立つと考えられています。また、ジャコとかちりめんと呼ばれるイワシの稚魚はカルシウムの宝庫で、同じく骨を強くするビタミンDも多く含まれています。

残念ながらイワシはいたみやすく、冷凍にするだけで風味が落ちます。そのため、物流が発達していなかった時代には、新鮮なイワシを食べるのは一苦労でした。

元就の領地はもともと中国山地の中にあり、大名となったのちも海から離れた吉田郡

図 10 ◉毛利元就肖像画

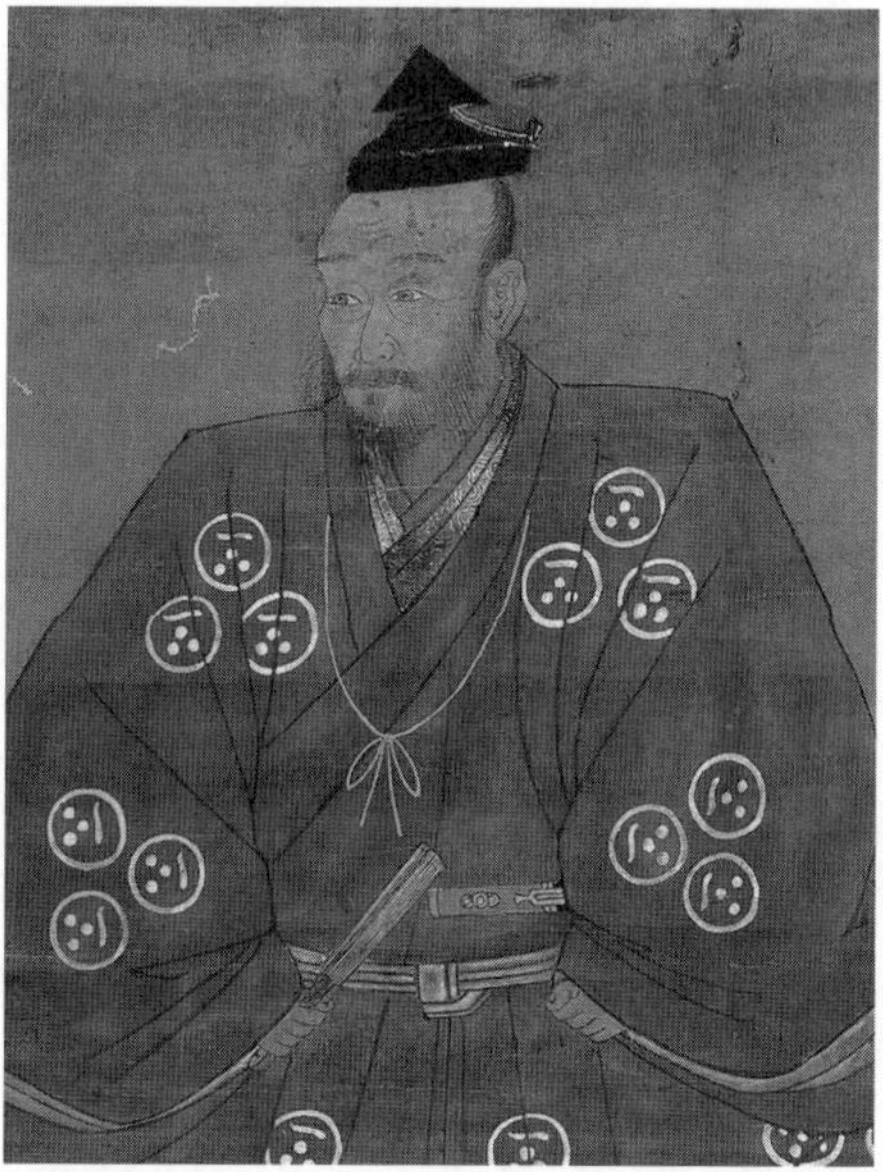

良く言えば老練、見ようによっては老獪な印象を受けます。元就が亡くなってまもなく、孫の輝元が描かせた肖像画と考えられ、元就の顔立ちを正確に伝えているといわれています。

毛利博物館所蔵

山城を居城にしていました。地図で見ると、瀬戸内海まで直線距離で40キロメートルほどあります。昔は海岸線が多少入り込んでいた可能性はあるものの、馬を乗り継いで2時間程度かけて運んだのかもしれません。

三本の矢の教えは元就の三人の息子である、跡取りの隆元、吉川家の養子となった元春、小早川家の養子となった隆景に向けたものです。一本の矢が簡単に折れるのに対して、三本まとめると折れにくいことをたとえに、一族の結束を説きました。ただし、矢のくだりは後世の創作のようです。

元就がとくに心配したのが酒の害でした。元就の祖父、父、兄はいずれも酒量が多く、それぞれ33歳、39歳、24歳で死去しています。そのため元就は酒を飲まず、息子や孫に対しても、少々ならよいが決して飲み過ぎないようにと何度もいましめました。

跡取りの隆元は元就より先に40歳で亡くなってしまいますが、孫の輝元は73歳まで生きて、のちに豊臣秀吉に仕えて五大老の一人となるなど毛利家の存続に力を尽くしました。

酒は両刃の剣

日本における酒造りの歴史は古く、縄文時代の三内丸山遺跡から果実酒を造ったあとが見つかっています。果物を自然に発酵させる素朴な製法だったと思われますが、弥生時代に稲作が伝わると、米を使って酒を造るようになりました。米が主食の日本人にとって、米の酒は理屈抜きにやすらげるものだったでしょう。

平安時代には寺や神社、民間の造り酒屋が酒を醸造するようになり、室町時代に入ると麹と酵母に含まれる酵素の力で米のデンプンを分解し、アルコールに変える技術が開発されます。現代に近い醸造法の誕生です。酒の生産量と消費量が増えたことから、室町幕府は酒類に税金を課して財源としたようです。

醸造技術が進んでも、おりと呼ばれる沈殿物を取り除くのは難しかったため、当初は濁り酒、いわゆるどぶろくばかりでした。澄んだ清酒が造られるようになるのは安土桃山時代の初めごろからです。

記録によれば、このころ日本を訪れたスペインの商人は、「日本の酒は健康に良く、体に肉が付く。スペインのビールとはくらべものにならないほど上等だ」と書き記しています。

目上の人から杯をもらう風習は日本独自のもののようで、日本に滞在したポルトガルの宣教師たちは、秀吉に謁見するたびに杯を回され、驚き、感激したようです。

この時代にはすでに焼酎も存在し、薩摩、現在の鹿児島では米焼酎を飲んでいました。南蛮渡来のワインは大変な貴重品で、秀吉や石田三成が大名の接待にもちいたといわれています。

酒には武士を奮い立たせ、戦いの疲れをいやす力がありますが、それも節度をもって飲めばこそ。酒に気を許さなかった元就と異なり、酒で失敗する武将が少なくありませんでした。

伊達政宗は深酒して側近の頭を脇差しで殴り、ケガをさせていますし、福島正則にいたっては、酒の飲み過ぎをいさめた家臣を切腹させたあげく、酔いがさめてから家臣がいないことに気づき、事実を知って号泣したとか、秀吉から贈られた見事な槍を酒の勢いで人に与え、これが大騒動に発展したなどの情けない話が伝えられています。

しかし酒の本当の怖さは命にかかわることです。

日本人はアルコールを肝臓で分解する酵素の働きが生まれつき弱い人が多く、西洋人とくらべて少量の酒で体に害があらわれます。飲める飲めないは関係ありません。飲んだら飲んだだけ、アルコールの害は蓄積します。

肝臓の働きが低下して肝炎、肝硬変になるだけでなく、肝臓がん、大腸がん、食道がんをはじめ、さまざまながんの発症率が高まります。さらに血圧を押し上げて、脳の血管が破れる脳出血を招くのです。近年の研究によると、血圧を上げずに飲める量は日本酒なら一日1合、ビールなら中びん1本くらいまでとされています。

酒で命を落とした上杉謙信

祖父のいましめを守って酒に気をつけた毛利輝元と異なり、酒で命を落としたのが上杉謙信です。

毘沙門天を深く敬う謙信は、義に厚く、高潔な人柄で知られています。武田信玄の死によって甲斐の国、現在の山梨県を手に入れるチャンスがめぐってきても、「相手の不幸につけ込むようなまねはしたくない」と言い、頑として兵を進めませんでした。

図11は江戸時代に作られたとされる謙信の肖像画です。小説や映画では純白の頭巾をかぶり、潔癖なイメージで描かれることが多いだけに、無精ひげにはちょっと違和感をおぼえますね。

幕末に書かれた『名将言行録』などの文献には、謙信が一人で縁側に座り、梅干しを肴に酒を飲んでいたこと、そして親しい家臣らと飲むときも肴は梅干しだけだったことが記されています。

先に述べたように梅干しはもともと薬で、戦国時代には、戦いのさなかに梅干しを食べると呼吸が整い、気持ちが落ち着くと考えられていたようです。

酒好きとはいえ、謙信は酔って我を忘れるようなことはなかったそうです。しかし、どんなに酒に強くてもアルコールの害からのがれることはできません。しかも肴が塩気の強い梅干しばかりとなれば、いかにも血圧が上がりそうです。

さらに、仏教の戒律を厳しく守っていた謙信は肉を一切食べませんでした。新鮮な肉や魚には血管を丈夫にする作用があるため、肉を食べなかった謙信の血管はもろくなっていたと思われます。

1578年3月9日の夜のこと。関東平定のための出陣を一週間後に控えた謙信は重臣たちと酒宴を開き、手洗いに立った際に倒れます。当時の医術では手のほどこしようがなく、加持祈禱を行うも数日後に48歳で死去しました。長寿の傾向があった戦国武将のなかでは、まだこれからという年齢です。

図 11 ◉上杉謙信肖像画

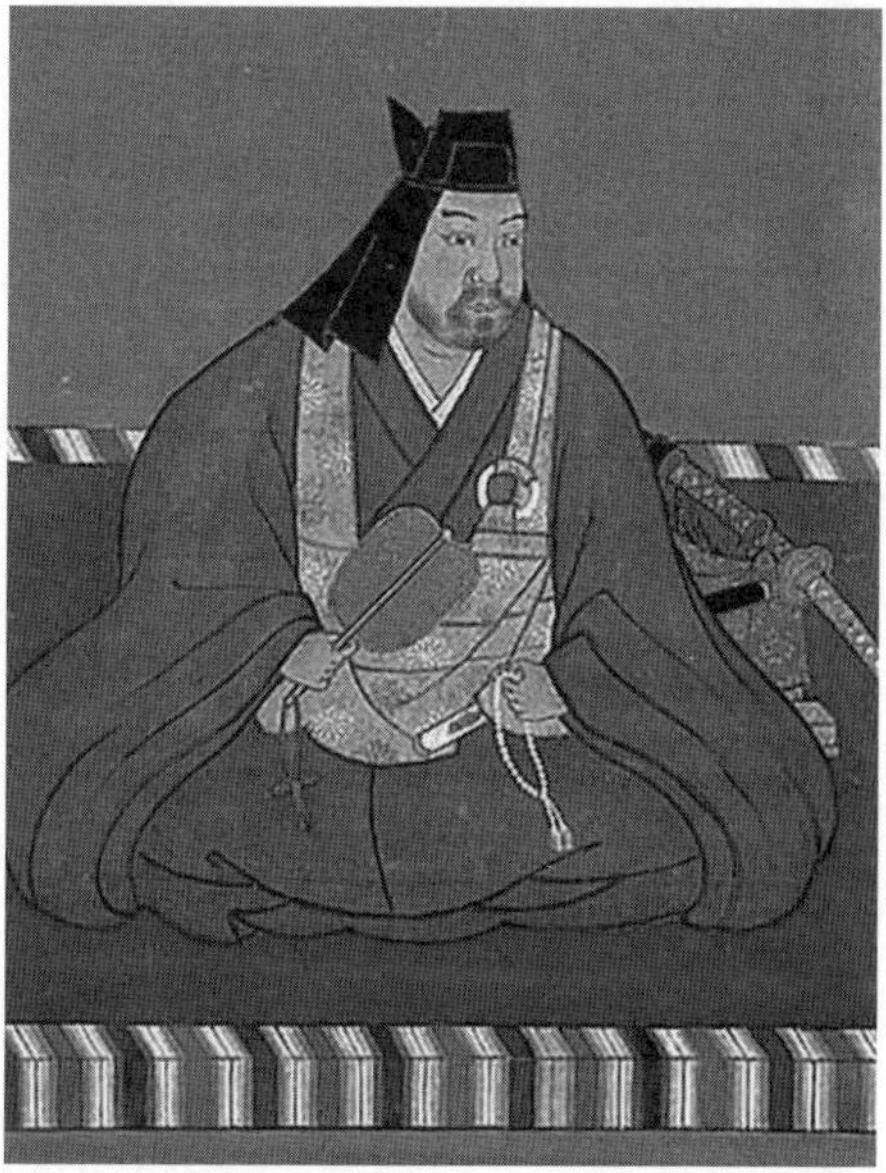

この肖像画の謙信は男性的なひげ面ですが、謙信の菩提寺には、生前の謙信を描いた女性的な容貌の肖像画があります。これを根拠の一つとして、謙信はじつは女性だったのではないかという説があるようです。

上杉神社所蔵

旧暦の3月9日は現代の暦に直すと4月中旬にあたります。謙信の領地は越後で、現在の新潟県です。その夜は雨が降っていました。肌寒かったことでしょう。

酒を飲むと血管が広がって血のめぐりが良くなります。その状態で寒い場所に行くと、今後は寒さで血管が収縮し血圧が急激に上がるため、これが脳出血を招いたと考えられます。現代でも、暖かい部屋から冷えたトイレや風呂、玄関に移動して脳出血、心筋梗塞などを発症する例があとをたちません。

「四十九年 一睡夢 一期栄華 一盃酒」。謙信の辞世とされるものです。いつ命を落とすかわからない武将の心得として、あらかじめ辞世をしたためておいたのでしょう。「私の49年の人生は、つかのまの夢のようだった。この世の栄華も酒と同じで、醒めてしまえばはかないものだ」くらいの意味です。亡くなったのは満年齢の48歳ですが、昔の習慣に従い、数え年で49年と書かれています。

これに先立つ1570年、謙信は一度脳出血を起こしており、その後遺症で左足を軽く引きずっていたそうです。そこで酒をやめ、用心していればと悔やまれます。

第3章

天下取りの鍵は健康長寿

～鎌倉時代から安土桃山時代まで②

領民の養生をはかった武田信玄

この時代は突然倒れて半身不随になったり、言語障害があらわれたりすることを、まとめて風病と呼んでいました。その大部分が現代でいう脳梗塞と、謙信が発症した脳出血でした。

江戸時代に入ると中風とか中気に呼び名が変わりますが、「風」「気」の字を使うのは、大陸では空気の流れにとどまらず、体に悪い影響をおよぼす目に見えないものを風、気と表現していたからです。今も使う「風邪」もそうです。中風の「中」は、「食中《あた》り」とか「中毒」と同じく、風に中《あた》るという意味です。

風病による後遺症には湯治が有効と考えられていました。湯治とは温泉に滞在して疲れを取り、病気や傷の治療につとめることをいい、温泉はもともと一種の医療施設でした。日本三古湯といわれる道後温泉、白浜温泉、有馬温泉をはじめ各地の温泉に、皇族や貴族らが療養したという古代からの記録が残っています。

室町時代になると温泉の効能や適切な利用法について理解が進み、湯治するにあたっての注意書きを掲示する温泉もあったそうです。

光明皇后のところで見た古代の風呂と同じく、鎌倉時代、室町時代の風呂も蒸し風呂でした。湯がこんこんと湧き出す天然の温泉であっても全身を湯にゆだねる例は少なく、患部に湯をかけることを湯治と表現したようです。現代のように湯につかる風呂が徐々に普及するのは江戸時代になってからです。

戦国大名はみずからの領地に温泉をもうけ、戦でケガをした武士を療養させたと伝えられています。とくに有名なのが謙信のライバル、武田信玄の「隠し湯」です。

みずからも温泉好きだった信玄は、温泉や、水温が低い鉱泉を熱心に探させました。領内の交通の整備、治山、治水にも力を入れていたことから、武士だけでなく、職人さんや労働者たちにも利用させたといわれています。

甲斐で行われた大事業の例に信玄堤の造営があります。川の氾濫によって田畑に大きな被害が出たのを教訓に、信玄は当時の土木技術を駆使して、20年近い歳月をかけて堤を築かせました。

流れに沿って巨岩を配置することで水の勢いをやわらげ、堤防の決壊を防ぐ方法です。労働者たちは温泉で汗を流し、あらたな気持ちで翌日の作業に取り組んだのでしょう。

味噌は塩より健康に良い

信玄が治める甲斐の国は海から遠く、塩を手に入れるのに苦労していました。人は塩がなければ生きていけません。しかたなく、太平洋に面する駿河と相模から塩を買っていましたが、あるとき同盟関係のこじれから塩の供給を止められてしまいました。いわゆる塩飢饉です。現代なら、さしずめ石油の禁輸でしょう。図12に当時の勢力図をのせました。

この騒動を知った上杉謙信が、「戦いは兵力をもって行うもの。自分は塩で相手を屈服させるようなことはしない」と述べて、日本海の塩をすぐさま信玄に送った話は有名です。苦しむ敵に救いの手を差し伸べることを意味する「敵に塩を送る」という言葉は、この故事から生まれました。

謙信らしいエピソードですが、実際には越後の塩は以前から甲斐で販売されており、謙信が他の大名と同調するのをきらって、塩の販売を止めなかったのが真相のようです。いずれにしても、この事件を通じて、命を支える塩の入手を他国に依存するのがどんなに危険か、信玄は痛感したことでしょう。

そこで信玄は味噌に目をつけました。信玄の領地は大豆の産地で、山国の涼しい気候

図 12 ◉ 1568年ごろの戦国大名勢力図

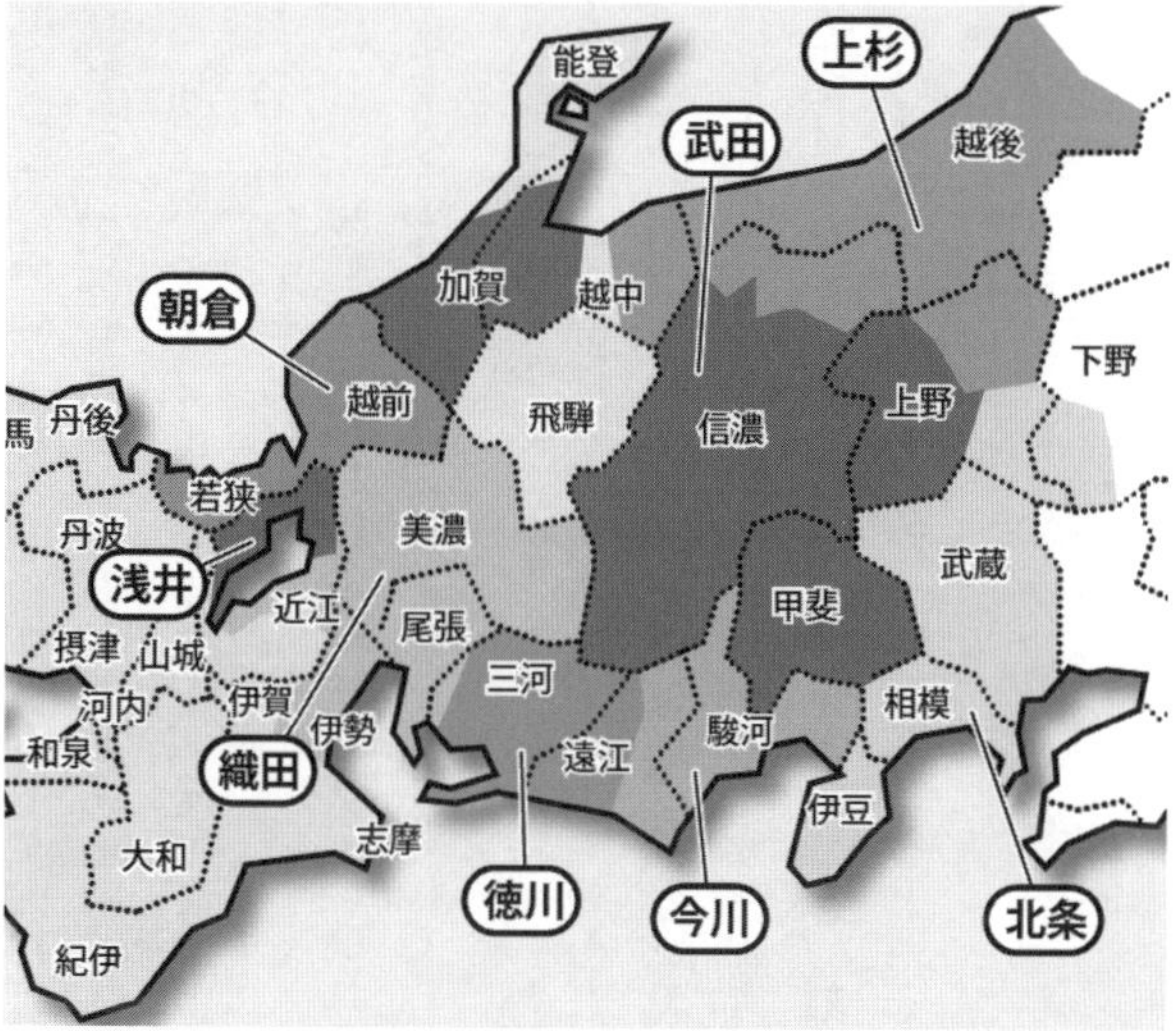

塩飢饉のころの勢力図です。信玄の領地は内陸で、塩の入手に苦労していました。また、周囲を強敵に囲まれ、上洛への道はけわしいものでした。

は味噌造りに適しています。たくさん造って保存しておけば塩分に不自由しませんし、塩そのものを摂取するより養生に役立ちます。大豆を発酵させて造る味噌には、質の良い植物性蛋白質に加えて、アミノ酸、ビタミン、そしてカリウム、マグネシウムなどのミネラルが豊富に含まれているからです。

当時の兵法書にも、「味噌が切れれば米なきよりくたびれるものなり（米が不足するより、味噌が不足するほうが体にこたえる）」と書かれており、どの武将も戦には必ず味噌を持参していました。

味噌をそのまま持ち歩くと鮮度が落ちるため、よく使われたのが図13に描いた「芋がら縄」です。里芋の茎にあたる、ずいきと呼ばれる部分を乾燥させて縄のように編み、味噌、酒、鰹節をしみ込ませたもので、しっかり干すと保存が利きます。

縄として使えるだけでなく、かじれば塩分を補給でき、刻んで湯に入れれば里芋の茎が具になった即席の味噌汁になりました。味がちょっと薄そうですが、実際はどうだったのでしょうか。

図 13 ◉芋がら縄は戦国時代の非常食

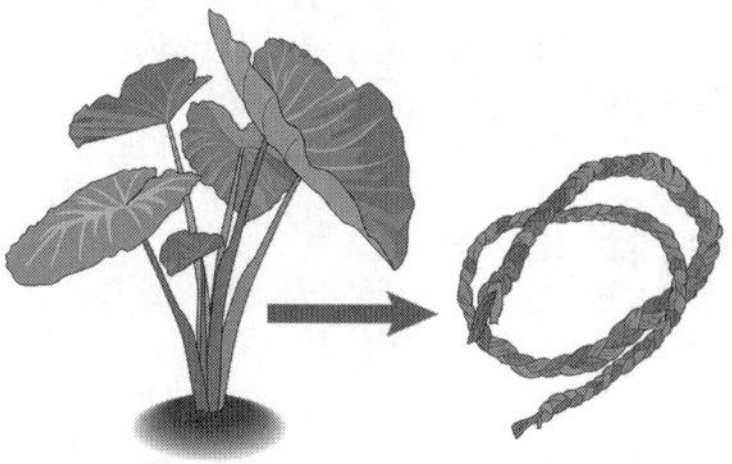

里芋から作るずいき、ヒョウタンから作る干瓢《かんぴょう》は古くからある保存食です。熊本城を築いた加藤清正は籠城《ろうじょう》に備えて畳材の一部にずいきを使い、壁には干瓢を塗り込めさせたそうです。

イラスト：佐藤 正

お手軽味噌と熟成味噌

信玄は満足しませんでした。味噌をしっかり摂取するにはどうしたらよいか知恵を絞り、陣立《じんだて》味噌を考案しました。現代の信州味噌は信玄の領地で造られていた味噌の流れをくむもので、通常は2～3ヵ月熟成させます。

これに対して陣立味噌は20日くらいで完成する、いわばお手軽味噌でした。原料である煮豆をすりつぶし、麹と混ぜ合わせて腰に下げて出発すると、戦地に着くころ味噌ができあがるというすぐれものです。

信玄は陣中食にもこだわり、さかんに「ほうとう」を作らせました。小麦粉で打った麺を野菜とともに味噌で煮る料理で、こんにちでは山梨名物になっています。周囲には山菜がいくらでも生えていますから、持参するのは小麦粉と味噌だけです。

小麦粉は米より軽く持ち運びに便利ですし、慣れた人が麺を作れば、ご飯を炊くより早く食事の用意ができたでしょう。山の中でも体が温まり、栄養満点です。有名な風林火山の旗印に「疾《はや》きこと風のごとく」と書かれているように、素早い移動が求められる戦地では大変合理的な食事でした。

日本で初めて味噌工場を作らせたのは仙台の伊達政宗です。独眼竜で知られる政宗は、子どものころに天然痘に感染したことで右目の視力を失いました。天然痘のワクチン接種が普及するまで、天然痘は日本人が失明する最大の原因だったのです。独眼竜の呼び名は江戸時代になってからつけられたものです。

同じ戦国武将でも、政宗は信玄より46歳も年下でした。1601年、仙台に築いた青葉城に移った政宗は、戦の勝敗を左右しかねない味噌を自給するため、城下に大規模な味噌醸造所を建造しました。大豆の比率を高めて風味を増し、長く熟成させることで保存性を高めた政宗の味噌は、現代まで続く仙台味噌のいしずえとなりました。

食が多様化した安土桃山時代

戦国最強とうたわれた信玄は静岡の三方原で徳川家康を撃破して、いよいよ京を目指そうかというところで病に倒れました。死因は結核という説もありますが、おそらく胃がんで、52歳で亡くなりました。

最大の脅威だった信玄の死によって織田信長は天下統一に歩を進め、1568年、ついに京にのぼりました。安土桃山時代の幕開けです。これに先立つ1543年に鉄砲が伝来し、1549年にはフランシスコ・ザビエルが鹿児島に上陸しています。

ポルトガル、スペインとのあいだに南蛮貿易が始まると、戦国大名には鉄砲、火薬、鉄、皮革などの軍需品が、公家にはヨーロッパの毛織物、中国大陸の絹糸、熱帯の香料などの珍しい品々が、そしてスイカ、カボチャ、玉葱、唐辛子、サツマイモ、ジャガイモ、トマト、ホウレン草、イチジク、ブドウなどなど、それまで見たこともなかった食材が次々にもたらされ、時代がくだると国内でも栽培が始まり、庶民の口にも入るようになりました。

私たちが食べている野菜や果物のうち、日本原産のものはフキ、ウド、みつば、セリ、ワサビ、ミョウガなど、果物は梨、柿、みかん、すももなどです。それ以外の野菜と果物は、大部分が弥生時代か南蛮貿易の時代、もしくはそれ以降に海外から伝わったものです。

天ぷら、がんもどきの伝来をきっかけに、油で揚げる調理法も知られるようになりました。カステラ、金平糖、ボウロ、ビスケットなどのお菓子、さらにはパンも伝えられ、南蛮菓子は大名への贈答品としてもちいられたようです。日本を訪れた宣教師ルイス・フロイスが織田信長に金平糖を贈ったという話もあります。

このころ日本で作られていた菓子は木の実や穀物、椎茸、干した果物などを材料とする素朴なものだったため、砂糖と卵をたっぷり使う南蛮菓子はそれだけで驚きでした。ただ、ビスケットなどは日本人の好みに合わず、長崎周辺でしか食べられなかったようです。

信長の生活習慣は意外に健康的だった

ルイス・フロイスは日本に30年以上滞在し、日本での布教の記録を『日本史』にまとめています。『日本史』によれば、信長は中くらいの背たけで華奢な体をしていました。ひげは少なく、声は「快調」だったそうです。少し高くて、よく通る声だったのでしょう。

アフリカ系の宣教師を見た信長が、「墨で塗ったんだろう」と言うので、フロイスらが「いえ、この者は生まれつき肌の色が濃いのです」と話しても納得せず、そのくせアフリカ系の宣教師が大のお気に入りだったとか、フロイスが地球儀を見せながら地球が丸いことを説明したときは、信長はすぐに理解して、諸外国の情勢について話すよう求めたなど、信長の人となりを示す記載が盛り込まれています。

性格は、名誉を重んじ、正義において厳しく、戦を好み、侮辱を許さず、決断力があり、尊大で、他の戦国武将を軽蔑していたそうです。人物像がありありと目に浮かびますね。桶狭間の戦いの前には、焼いた味噌をご飯にのせて湯をかけ、立ったままかき込んで出陣したといいますから、家臣たちは振り回されて大変だったでしょう。

ところが、そんな信長も日ごろは意外に健康的な生活を送っていたようです。フロイスによると信長は早起きで、普段は酒を飲まず、食事は節制し、きれい好きでした。

信長が曲直瀬道三からどんな助言を受けていたかはわかりませんが、道三は著書に「睡眠時間は短くてかまわない」と記しています。日本人は神経が張り詰めているので、布団の中であれこれ考えてしまう。これは健康に良くないから、4〜6時間も寝たら起きてしまえ、というのです。

また、こうも書いています。「飲み過ぎるくらいなら飲まないほうがましだ」「自分は月に4、5回ごちそうを食べる機会があるが、普段は粗食で肉と魚は食べない。おかげで胃腸がすっきりしている。いくら好きなものでも食べ過ぎず、一口残すようにせよ」

そして入浴をすすめ、さらには、「用を足したあとは帯を一度ほどいて衣類をふるい、臭気を除いてから帯を締め直すとよい」と、衛生上の指示がこと細かに続きます。

蘭奢待を贈るほど道三の思想を高く評価していた信長は、おそらく道三の教えを生活に取り入れていたでしょう。ひとたび納得すると間違いなく実行するのも信長らしいところです。

南蛮から梅毒もやって来た

弥生時代の稲作伝来と前後して、結核をはじめとする病気が大陸から入ってきたのをおぼえていますか？　島国日本には、その後もときにひそかに、ときに目に見える形で海外の病気が侵入しました。南蛮貿易にまぎれてやって来たのが梅毒です。

原因は細菌の一種であるスピロヘータで、感染のほとんどが性行為によるものです。

体のあちこちにしこりができ、ひとたび感染すると自然に治ることはないとされています。出現する症状はさまざまで、脊髄に激しい痛みが起きることもあれば、進行すると太い血管の破裂や、認知症などをともなう全身麻痺によって死亡することがあります。

ただ、なかには感染が続いていても進行が止まり、他人に感染させるおそれもなくなる人がいて、その場合は健康な人と同じように日常生活を送ることができます。黒田官兵衛、加藤清正らの戦国武将も梅毒に感染したようですが、幸い、大事にはいたらなかったのでしょう。

第二次世界大戦後に抗生物質ペニシリンの大量生産が始まったことで、ようやく大勢の人を救えるようになりました。しかし世界保健機関（WHO）の推計によると、こんにちでも世界で毎年1000万人以上があらたに梅毒に感染しています。

もとはアメリカ大陸の病気で、コロンブスが新大陸を発見した際に病原菌をヨーロッパに持ち帰ったという説があります。日本に梅毒が侵入したきっかけは、バスコ・ダ・ガマが1497年に行った新航路を探すための大航海でした。

すでにヨーロッパ全土に広がっていた梅毒がこのときインドに伝わり、大陸から琉球をへて日本本土に入ってきたようです。

江戸時代になると患者はさらに増え、医師が診察する患者1000人のうち、梅毒患者が700人以上にのぼったという記録があります。とんでもないですね。実際に江戸時代の人の骨を調べたところ、半数以上から梅毒にかかったあとが見つかったそうです。困ったことに、日本で近年、梅毒の発症数が増えています。治る病気になったとはいえ、早期発見、早期治療が大切なのは変わりません。心当たりがあればだらだら様子を見ることなく、ただちに検査を受けてください。

肉食禁止が調理技術を向上させた

味噌と醤油がほぼ完成したのもこの時代です。味噌と醤油は醤《ひしお》という共通の祖先から生まれました。701年に制定された大宝律令には、すでに宮中で大豆を発酵させて醤を製造していたことが記載されています。

鎌倉時代以降、表向きとはいえ肉食が禁止されたことで、大豆の栽培がそれまで以上に盛んになりました。蛋白質を大豆から摂取するためです。「畑の肉」といわれるとおり、大豆は蛋白質が豊富で、全体の約35パーセントが蛋白質です。

『喫茶養生記』の栄西と、『正法眼蔵』で知られる道元が鎌倉時代初期に大陸から伝えた禅宗は、武家を中心に室町時代に盛んとなり、室町文化に強い影響を与えました。野菜を中心とする精進料理の発展に大きく貢献したのもその一つです。

大豆は貴重な栄養源であるだけでなく、加工すると弾力が出て食べごたえが生まれるため精進料理に欠かせません。大豆を原料とする味噌、醤油、糸引き納豆の開発が日本で独自に進み、豆腐、おから、ゆば、あげなどの大豆製品とともに浸透していきました。

精進料理では肉のほかに、葱、ニラ、ニンニクなど刺激の強い食材の利用が禁止され、調理のしかたにも細かい制約がありました。しかし、逆にそのことが、食材の下ごしらえや出汁と調味料の工夫をはじめ、調理技術の飛躍的な向上をもたらしたとされています。

魚から動物性蛋白質を、大豆と穀物から植物性蛋白質を摂取する食習慣は身分を超えて広がって、のちの日本人の健康に大きな恩恵となりました。

重箱持参で花見を楽しんだ豊臣秀吉

醤から枝分かれして、まず発展したのが味噌でした。安土桃山時代に入ると料理の味つけに使われ、味噌汁も作られます。白味噌、赤味噌、八丁味噌、仙台味噌など多彩な味噌が誕生するのは江戸時代のことです。

醤油は鎌倉時代に味噌を造る過程で容器の底にたまった液を「たまり」として利用したのが始まりとされています。こちらも安土桃山時代に製造方法が確立され、1597年に出た本のなかに醤油という文字が初めてあらわれます。

味は現代のたまりに似ており、当時は米の2、3倍もする高価な調味料でした。庶民の食卓で醤油が欠かせないものになるのは江戸時代もなかばになってからです。

調味料の充実を受けて安土桃山時代は菜飯のおにぎりが主流となり、おかずとして梅干し、味噌、胡麻、鰹節、干し魚などを戦場に持参しました。おいしそうですね。戦わないうちから休憩が待ち遠しくなってしまいそうです。

武将や公家など上流階級の人々は漆塗りの重箱に料理を詰めて、花見や茶会の場で弁当を楽しんだといわれています。一説によると、その始まりは、安土桃山時代も終わりに近づく1598年に豊臣秀吉がもよおした花見の宴でした。

1585年に関白、ついで太政大臣となった秀吉は、1590年、ついに天下統一をなしとげます。

天下人となった秀吉の最後の願いは、健康で長生きし、幼い秀頼の行くすえを見届けることでした。晩年は「割り粥」といって、臼で割った米で作る粥を好んで食べたようです。通常の粥以上に消化に良いのが特徴で、おかずは、生まれ故郷である尾張の中村から献上させた大根とゴボウでした。

その8年後、終焉が静かに近づくなか、秀吉は近親者、配下の武将とその家族をはじめ1000人近くを京都醍醐寺に招き、絢爛豪華な花見を楽しみました。

この日のために早くから醍醐寺の整備を進め、あらたに700本の桜を植樹したそうです。のちの時代に制作された『醍醐花見図屏風』には、満開の桜のもとで笑顔を見せる秀吉の姿が描かれています。

このとき、今に伝わる三色団子が初めて作られたという話があります。上から順に赤、白、緑の三色の団子が串に刺さった三色団子は、諸説あるものの、赤い桜と白い雪、緑の新緑で春のおとずれを表現しています。花見の宴にふさわしい、かわいらしい和菓子です。

生を完成するために養生せよ

花見から5ヵ月後の夏、秀吉はこの世を去ります。辞世は「露と落ち　露と消えにし

我が身かな　浪速のことは　夢のまた夢」。人生のはかなさを詠ったもので、信長が好んだ「人間五十年」、謙信の「四十九年　一睡夢」を思い起こさせます。

敬虔な仏教徒であった謙信はともかく、自信家で、弱気になることを誰よりも嫌う信長や、機転が利き、どんなときでも人生を楽しんでしまうイメージで語られる秀吉が、悟りにも似た境地にいたるのは意外な気がします。

けれども、この時代の人は、誰かが目の前であっけなく死んでいくのを、おそらく日常的に目にしていました。つねに死と隣り合わせの武将となればなおさらでしょう。そして、ときに反発しながらも、仏教の教えは現代よりもはるかに身近で切実なものでした。

こういう時代背景を考えれば、誰もが無常をおぼえていてもおかしくないのかもしれません。先に書いたように無常は仏教用語で、「この世のすべてのものは移り変わる」という意味です。人生ははかなく、栄華にも必ず終わりがおとずれます。

こういうものの考えかたを無常観といい、日本的な思考の根幹をなすものと考えられています。日本の風景は季節ごとに美しく姿を変える一方で、自然災害が多く、人命と田畑に被害をもたらします。長い歳月をへるうちに、日本人は「この世はこういうものなのだ」と考えるようになったと思われます。

当時の人は現代人とはくらべものにならないほど無常を実感しており、たとえ天下の覇者となっても、心の底には「いつか終わりが来る」という、さびしさと覚悟があったのでしょう。

曲直瀬道三は著書のなかで、ある人に「中年を過ぎてから養生を心がけて、どんな得があるのか」と聞かれたと書いています。「もう先が見えているのに、いまさら養生して何になる」というのでしょう。これに対する道三の答えはこうです。

「良く死ぬためである。与えられた天寿をまっとうし、生を完成するために養生が必要なのだ」

人生がはかないからこそ、限られた時間を濃厚で価値あるものにしようではないか。そのために養生は欠かせない。道三の思想が武将たちの心をつかんだのもわかるような気がします。

徳川家康が実践した戦国一の食養生

徳川家康は五大老の一人として秀頼の後見人に指名されていましたが、秀吉が亡くなると次第に勢力を拡大し、時代は再び不穏な空気に包まれます。1600年9月、天下を二分する関ヶ原の合戦に勝利した家康は、1603年、江戸に新しい幕府を開きました。

それから約250年後のある日のこと。幕末の江戸の町に奇妙な狂歌が出回りました。「織田がつき羽柴がこねし天下餅　座して喰らふは徳の川」。信長と秀吉が苦労して天下を平定したのに、最後においしいところをいただいたのが家康だったという意味で、誰が作ったかはわかっていません。

図14は、この狂歌をもとに描かれた「道外武者御代《どうけむしゃみよ》の若餅」という浮世絵です。餅つきをしているのは信長、秀吉、家康、明智光秀の4人の武将で、「道外」は道化師の「道化」と同じく、こっけいなことです。

着物に描かれた紋や陣羽織などから、当時の人はすぐに誰だかわかったようです。信長と光秀が手前で一緒に餅をついているのは面白いですね。左上で餅を一生懸命こねる秀吉が猿のようで愛嬌があるのに対し、右上の家康は餅を手に、にんまり笑っています。

これを見ると、いかにも腹黒いたぬきおやじが棚ぼたで天下を手に入れた印象を受けますが、実際には家康の人生は苦労の連続でした。この狂歌は当時の江戸幕府を批判し

図 14 ◉織田がつき羽柴がこねし天下餅 座して喰らふは徳の川

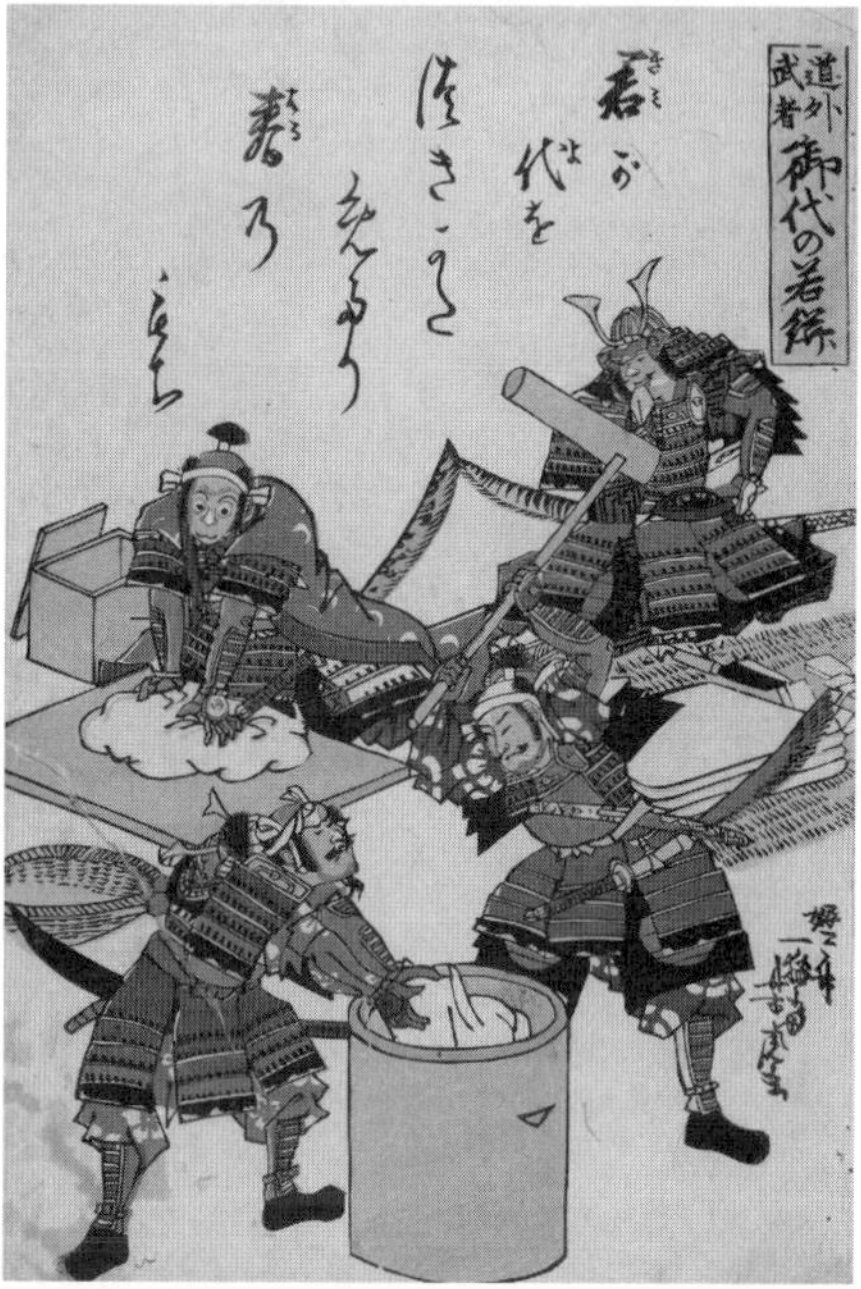

家康を侮辱したとして発売からわずか半日で発禁処分となり、作者の歌川芳虎らは手錠をしたまま自宅禁固50日という厳しい刑に処せられました。

国立国会図書館、味の素 食の文化センター所蔵たものと考えられることから、そのまま受け取ったら家康が気の毒と思われます。

信長と秀吉は尾張、家康は三河の生まれで、いずれも現在の愛知県出身です。

三人は家臣や親族を全国に配置したため、江戸時代の大名家の5～7割はこの地域にゆかりがあるといわれています。前田利家、柴田勝家、本多忠勝、加藤清正、池田輝政、福島正則、山内一豊など、数え上げればきりがありません。漫画になって人気を集めた前田慶次をはじめ、名だたる武将の多くがこの地域の生まれでした。

出身地が同じとなれば、おそらく武将たちはよく似たものを食べていたでしょう。そのなかで、健康で長生きすることこそ天下取りの鍵と考え、食生活を含む生活習慣に細心の注意を払ったのが徳川家康です。

1100年ごろに大陸で編纂され、朝鮮出兵の際に宇喜多秀家が持ち帰った『和剤局方』という薬の処方集があります。家康はこの本をつねに持ち歩き、立派な道具をそろえて薬の調合まで行っていました。江戸幕府がまとめた徳川家の記録『徳川実紀』に記載された家康の健康法を見てみましょう。

●白米だと力が出ない？

家康の普段の食事は麦ご飯と味噌汁におかずが一品か二品で、イワシの丸干しと、同じくイワシの煮付けをよく食べていました。この習慣は、江戸に移り、征夷大将軍になっても変わらなかったそうです。

征夷大将軍とは、もとをたどると奈良時代に東北地方の蝦夷《えみし》を討つために送られた軍の総司令官のことで、坂上田村麻呂が有名です。それが鎌倉時代に武家政権の長の称号になり、足利氏、徳川氏が引き継ぎました。

征夷大将軍の屋敷が「幕府」です。徳川氏でいえば江戸城にあたりますが、歴史学では武家政権そのものをさして幕府といっています。

庶民の魚だったイワシを家康が率先して食べたのは、貧しい兵をいたわり、地位のある家臣らの手本になる気持ちもあったでしょうが、毛利元就と同じく健康効果を考えてのことと思われます。

秀吉に長年仕えた加藤清正は身長180センチを超える巨漢で、鬼将軍の異名を取っていました。当時、黒米と呼ばれた玄米を好んで食べ、家訓である『掟書』に「食は黒米たるべし（玄米を食べよ）」とわざわざ書くほどでした。

図 15 ◉玄米、白米の栄養素の量はこんなに違う

（100g あたり）

栄養素		カリウム	マグネシウム	鉄	ビタミン B_1	ビタミン B_2	食物繊維総量
	単位	mg	mg	mg	mg	mg	g
玄米		230	110	2.1	0.41	0.04	3.0
白米		89	23	0.8	0.08	0.02	0.5

玄米は白米とくらべて栄養素が豊富です。100g あたりで比較すると、食物繊維が白米の６倍、不足すると脚気を招くビタミン B_1 が５倍多く含まれています。

また、加賀百万石の基礎を築き、身長が同じく１８０センチ以上あった前田利家も、妻まつとともに生涯玄米を食べたと伝えられています。体の大きな武将は、白米だと食べても力が出ないことを実感していたのかもしれません。

麦ご飯も玄米も、白米とくらべてビタミン、ミネラル、食物繊維が豊富です。図15からわかるように、たとえば玄米の食物繊維は白米の6倍にのぼります。しかし、この違いが体にどれほどの影響を与えるかは、現代の私たちにはイメージしにくいかもしれません。食物繊維が多いといっても、茶碗一杯に入っている量なんてしれているだろう。そう考えてし

まいがちです。

しかし戦国時代の武士は、米を一日に5合から、多いときは10合近く食べていました。ご飯1合を米150グラムとして計算すると、玄米を5合食べれば食物繊維を22・5グラム摂取できます。現代の若年～中年男性1人一日あたりの食物繊維の摂取基準20グラムなど余裕しゃくしゃくです。

ところが白米だと5合食べても3・8グラムにしかなりません。すべてがこの調子で、摂取できるビタミン、ミネラルの量も段違いでした。

また、当時はつぶした押し麦ではなく、麦の粒を丸ごと使っていました。相当しっかり嚙まないと飲み込むのも一苦労だったそうです。これも良いことで、よく嚙むと胃腸の機能が高まりますし、副交感神経を刺激するのでリラックスできます。満腹中枢に働きかける作用もあるため、満腹感もしっかり得られます。

日々の食事は、家康が心と体のエネルギーをたくわえるための貴重なひとときだったといえるでしょう。

●豆味噌で大豆を丸ごといただく

尾張、三河の武将たちにとっては、味噌といえば豆味噌、いわゆる八丁味噌でした。黒に近い焦げ茶色の味噌で、これを味噌汁はもちろん、味噌煮、味噌漬けなど調味料としても使い、日常的に食べていました。八丁味噌の「八丁」は、現在の岡崎市八帖町《はっちょう》、以前の八丁村に由来します。

豆味噌が他の味噌と根本的に違うのは、大豆と塩だけで造ることです。たとえば、信玄の信州味噌や政宗の仙台味噌は大豆、塩、そして米を使うことから米味噌と呼ばれています。この他に九州と、中国、四国の一部では、大豆、塩に加えて麦を使う麦味噌が食べられています。

先に説明したように味噌のルーツは醤《ひしお》で、当初の原料は大豆と塩でした。研究を重ねるなかで、大豆の発酵を早めるために米麹や麦麹を加えたり、大豆を蒸す代わりにゆでたりするなどの工夫がなされ、さまざまな味噌が造られました。

それにもかかわらず、尾張、三河の周辺だけが一貫して古い製法を守ってきたのは、この地域特有の蒸し暑い夏にも腐敗せず、風味が保たれるからといわれています。

コクがあり、見た目が黒々としているので、塩辛いのではないかと心配する人がいますが、独特の風味は大豆の蛋白質が発酵してできた、うま味成分によるものです。穀物を使っていないぶん、炭水化物が少ない代わりに大豆由来の成分が豊富で、カルシウムが多く、血圧を下げる働きのあるカリウムが非常に多いのも特徴です。

これを聞いて、「それならウチも豆味噌にしようかな」と思った人がいるかもしれませんが、豆味噌にこだわる必要はありません。道三の言葉を借りれば、味噌も人の体も、その土地の気候風土のなかで作られます。その意味では、生まれ育った土地の味噌こそ、体にもっとも合うといえるでしょう。

●季節外れのもの、冷たいものは食べない

家康は現代でいう健康オタクで、当時最先端の医学書、薬学書を読みふけり、高名な医師を招いては議論をかわしました。

そんな家康に大きな影響を与えたのが天海僧正です。天海は現在の福島県の生まれで、家康に重んじられ、軍師の一人として関ヶ原の合戦に同行したとか、家康が幕府を開く際に江戸が最適だと助言したという話もあります。謎に包まれた怪僧で、107歳で亡くなったと伝えられています。

天海の故郷とされる会津は当時から納豆作りが盛んでした。煮豆を温かいうちに稲わらで巻いて雪に埋めると余熱が続き、じんわり発酵させることができます。

この時代は納豆を味噌汁に入れて食べるのが普通で、天海も納豆汁を好み、家康が体調を崩したときに食べさせたという記録があります。大豆と大豆の組み合わせですから栄養たっぷりです。

天海が長生きの秘訣として家康にすすめたのが粗食でした。粗食といっても粗末な食事ではなく、飾らない食事のことです。地元で手に入れた新鮮な旬の食材を使い、あまり手を加えずに食べるよう助言したのです。

家康は、この教えをかたくななまでに守りました。

旧暦の11月、今の暦だと冬のただなかに、織田信長から立派な桃が送られてきたことがありました。桃の本来の旬は初夏です。家臣らは驚いて、織田殿はすごい、こんな時期にどうやって桃を手に入れたんだろう、とどよめきましたが、家康は手をつけようとしません。自分は食べるわけにはいかないと言って、桃を家臣に与えてしまいました。

珍しいもの好きな信長に悪気はなかったでしょう。けれども、季節外れの食品は体に良くないと考えていたのは天海と家康だけではありませんでした。

図 16 ◉家康はどちらを向いている？

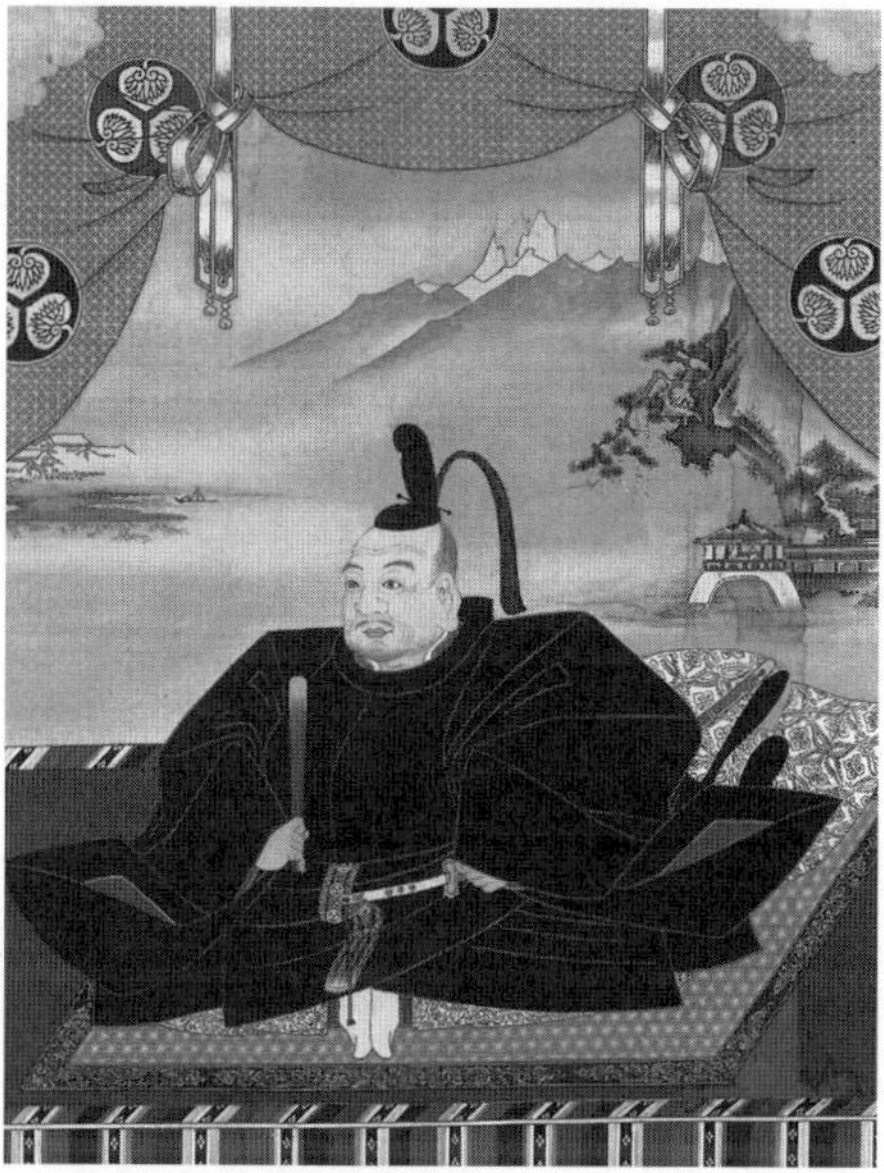

家康の肖像画は没後に描かれたものが大半のようです。いつ描かれたか見分けるコツとして、家康が右ほほを見せていれば存命中の作品、左ほほを見せていれば没後に孫の家光が描かせたものといわれています。

大阪城天守閣所蔵

武田信玄は桃の話を伝え聞き、「家康は大望があるから、養生を第一に考えたのだろう」と語ったといわれています。また、毛利元就の孫、毛利輝元から豊臣秀吉に贈られた、同じく季節外れの桃を石田三成が受け取らず、毛利家の使者に持ち帰らせたという逸話もあります。

野菜、果物に含まれるビタミン、ミネラルの量はたいてい旬の時期にもっとも多く、季節外れになると大きく減ってしまいます。鮮度も重要で、収穫してから一日たつだけで栄養素が急速に失われます。山海の美味を遠くから取り寄せて食べていた平安貴族の食事がいかに不健康だったかわかりますね。

家康は腐敗にも用心しました。武士が戦地で食べる陣中食に干し飯《いい》があります。炊いたお米を数日間天日干しして作る保存食で、湯に浸して戻すと食べられます。これを家康は焼いて食べました。いたんでいるといけないと考えたのでしょう。さすが、やることが徹底しています。

●新鮮な鳥の肉を食べていた

家康は鷹狩りが大好きでした。鷹狩りとは、その名のとおり鷹を使う狩りのことで、鶴、ウズラ、キジ、鴨、ウサギなどを捕らえます。

鷹狩りの歴史は古く、『日本書紀』によると、古墳時代初めの仁徳天皇の時代に大陸から鷹狩りの技術が伝えられ、朝廷に鷹を飼う専門の部署が作られています。平安時代以降は武家が盛んに行うようになりました。

鎌倉時代に源頼朝が富士の裾野で行った有名な巻狩りは、四方から獲物を取り囲み、追いつめて捕らえる方法です。そのため鷹狩りとは異なりますが、どちらも馬に乗って山野を駆けめぐる点は同じです。武士にとって狩りは軍事教練の場でもありました。

家康は鷹狩りが健康維持に役立つと考えていたようで、生涯に1000回以上も鷹狩りをもよおしています。狩りで捕らえた鳥は焼き鳥となって家康の食膳を飾りました。

先に説明したように肉は血管を丈夫にしますし、筋力がつきます。現代のように食べ過ぎるのは問題ですが、ある程度は必要です。しかも家康が食べていたのは肉のなかでも脂肪が少なく、蛋白質が豊富な鳥の肉ですから、より健康的でした。

家康は亡くなる数ヵ月前まで鷹狩りを楽しみ、73歳で生涯を閉じました。長らく死因とされてきたのが鯛の天ぷらによる食中毒です。天ぷらは南蛮から伝わった新しい料理で、日ごろ健康第一の家康も、物珍しさから、つい食べ過ぎてしまったのではないかというのです。

しかし、胃か食道、もしくは他の消化器にがんがあったのではないかという指摘もあり、文献や記録を見る限りでは、こちらの説のほうが納得できる気がします。内臓のがんは外から見えないため病名の見当がつかず、家康は自分の病気を寄生虫感染と考えていたようです。消化器のがんを診断できるようになるのは明治時代になってからです。

質実剛健な時代の終わり

家康に仕えた大久保彦左衛門といえば、「天下のご意見番」として映画やドラマでおなじみです。家康とともに苦難を乗り越え、江戸幕府成立に力を尽くしました。太平の世にあっても麦の粥、焼いたイワシ、野菜がたっぷり入った豆味噌の味噌汁という三河以来の質素な食事をつらぬき、79歳まで生きた頑固者です。

かつての戦友で、大名になった井伊直政が病気になったと聞いた彦左衛門は、さっそく見舞いに行くと小さな鰹節を差し出しました。驚く直政に彦左衛門はこう語りかけたそうです。

「病気になったのは苦しい時代を忘れ、ぜいたくをしているからだ。私は戦の非常食である鰹節をつねに持ち歩いている。ぜいたくは慎むべきだ」

しかし、家康の死去にともない、古い時代は終わりを告げようとしていました。彦左衛門の嘆きをよそに、武士の食生活は大きく変わり始めていたのです。

他の戦国武将より年下だった伊達政宗はこのころも健在で、幕府を支え、家康の孫である三代将軍家光を補佐しました。若いころは簡素な戦国式の食事をしていた政宗ですが、天下が定まると大変な食通になり、みずから包丁をふるいました。

目をさますと2時間かけて朝食の献立を考えます。一日二食なので朝食の時間が遅く、時間はたっぷりありました。伊達家の資料を伝える伊達家伯記念會によると、ある朝のメニューがこちら。

焼いた赤貝、ふくさ汁、ご飯、ヒバリの照り焼き、鮭のなれ寿司、大根の味噌漬け、コノワタ、栗と里芋

ヒバリは鳥のヒバリで、ふくさ汁は味噌汁です。ここでは仙台味噌と京都の合わせ味噌を使うよう指示されています。具はキジの肉と豆腐、青菜でした。コノワタはナマコの腸で、これを肴に酒を飲み、栗と里芋は和菓子にして食べたのかもしれません。

将軍家光を仙台藩の江戸屋敷に招いた際には、全国各地の美味、珍味を取りそろえ、

南蛮渡来の白砂糖で作った菓子まで添えた豪華な献立をすべて考案しました。政宗自身が味見して、お膳を運んだと伝えられています。

そんなころ、政宗に長年付き従った重臣が、豆ご飯、イワシの塩焼き、里芋と大根の味噌汁という、政宗が若いころ好んで食べた食事をわざわざ作ってもてなしたことがありました。政宗は食べはしたものの、城に帰ってから他の家臣に「粗末な食事が出てきた」と語ったそうです。

口がおごったというよりは食べる目的が変わったということでしょう。食べて体を作る時代から、食べて楽しむ時代、食を文化とする時代になったのです。しかし、この変化が、それまで少なかった病気の急激な増加を招くことになりました。

第4章

太平の世に食養生が花開く

～江戸時代

白米で命を縮めた徳川家光

江戸時代は徳川家康が江戸に幕府を開いた1603年に始まり、15代将軍慶喜が大政奉還する1867年まで、265年にわたって続きます。鎌倉時代は約150年間、室町時代は237年間ですから、これを上回る長期政権となりました。

この間に家康の子孫14人が将軍の座につきましたが、このうち少なくとも4人が同じ病気で亡くなっています。当時は原因も治療法もわからない難病でした。

その一人、3代将軍家光はもともと体が弱かったと伝えられています。子どものころ、祖父家康が調合した薬で病気が治った体験などから、家康を神のようにあがめていました。ことあるごとに亡き家康の意向を占い、夢枕に立つ家康の姿を繰り返し絵師に描かせました。133ページで見た図16の肖像画もその一つです。

わずか19歳で3代将軍の座について、家康時代を知る重臣らに囲まれ、何かにつけて偉大な祖父とくらべられるとなれば、耐えがたいほどのプレッシャーに日々さらされていたでしょう。

家光の乳母、春日局は家光の食が細いのを大層心配し、あれこれ手を尽くしました。その一つが七色飯です。「ただお命をつなぐものの第一は飯なり（生きていくうえでもっとも大切なのはご飯である）」と考えていた春日局は、麦、粟、抹茶、小豆などを炊き込んだ7種類のご飯を用意させ、家光が楽しく食事ができるようにはからいました。

なぜ、そこまで米にこだわったのでしょうか。

家光の時代から約50年後に『本朝食鑑』という全12巻からなる書籍が刊行されています。この時代に日常的に使っていた食材について、医師である人見必大が自身の経験をまじえて解説した食の百科事典で、その説明は体への効果と注意点にとどまらず、栽培法、採集法、旬の時期、よいものの見分けかた、食べる部位、加工調理のしかた、味、さらには無駄のない利用法におよんでいます。

堅い漢文で書かれているため、誰でも読めるようなものではありませんでしたが、この時代の食養生に関する貴重な資料です。

『本朝食鑑』でもっとも丁寧に説明されているのが稲、米、飯です。著者である必大は、「食事は米飯が第一で、これを支えるのが、肉、野菜、酒、醤油と味噌である」と記しています。

室町時代に完成した、米を主食としておかずを添える和食の枠組みが確固たるものになり、米信仰といえるほど米の地位が高まっているのがわかります。春日局が家光にせめて米だけでも食べさせようとしたのももっともなことだったのです。

『本朝食鑑』には七色飯のような変わり飯が17種類も掲載されており、茶飯は風邪、頭痛、気分の落ち込みに効くとか、麦飯は体が軽くなり、健康で長生きする者が多いなどの効能が記載されています。

健康的な食事にあった落とし穴

春日局の願いもむなしく家光は24歳で謎の病気を発症し、47歳で亡くなります。その病気こそ脚気でした。奈良時代のところでふれたように、疲れやだるさ、手足のしびれ、むくみなどが次第に強くなり、悪化すると心臓の機能が低下して心不全で死亡します。脚気の原因がビタミンB_1の欠乏だと確認されるのは大正時代になってからです。

世界でもアジアの稲作地帯に特有の病気で、患者の大部分が日本で発生していました。その犯人が白米です。ビタミンB_1は玄米や雑穀に多く含まれ、玄米を精米して白米にすると5分の1まで減ってしまいます。128ページの図15をもう一度見てください。

当時の人々は米を一日に5合食べていました。玄米を5合食べるとビタミンB_1を約3ミリグラム摂ることができますが、白米5合では0・6ミリグラムにとどまります。現代の摂取基準によると、18～49歳の男性は一日にビタミンB_1が1・4ミリグラム必要なので、白米5合では半分も摂取できません。

平安時代に貴族に広がった脚気は、室町時代には減っていました。武士は玄米を食べていたからです。それが江戸時代に入り、将軍や幕府の重臣が白米を食べ始めると脚気が再び増加しました。

将軍の食事は選び抜かれた材料を使い、大奥で調理して、2時間もかけて毒見や点検を行ったうえで運ばれていたそうです。いったいどんなものを食べていたのでしょうか。

11代将軍家斉の在位は50年におよび、その間の献立表が『調理叢書』に残されています。このうち、正月や歴代将軍の命日などの特別な日をのぞくと、平均して一日三食すべて一汁四菜でした。

獣肉や牛乳は摂取せず、これに代わるのが魚介類と鳥、そして鶏の卵です。元禄年間には、現在も近江牛で知られる彦根藩が牛肉の味噌漬けを考案し、大名らが薬用の名目で贈答にもちいたと伝えられています。けれども、少なくとも江戸時代後期までは牛肉や豚肉を普段の食事で食べることはまれだったようです。

1823年1月13日の家斉の朝食はこんな内容でした。

ご飯は白米です。味噌汁の具はタラとウド、瓜の漬け物、前菜にフキノトウの煮しめ、梅の酢漬け、新ショウガ、煮物には伊勢エビと貝柱、青菜が入り、あとは湯豆腐です。花鰹と大根おろし、唐辛子が添えてありました。

約200年前の朝食ですが、現代の和食と変わらないのに驚きます。家康の麦ご飯にはかなわないにしても、将軍も普段の食事は決して派手ではなく、季節の食材を使って丁寧に調理されたものを食べていました。

この日は今の暦に直すと2月23日で、冷え込みのなかでも早春の気配が感じられたでしょう。「おや、もうウドとフキノトウが出ておるのか」「早うございますね」という会話が交わされたかもしれません。

家斉は尾張徳川家の鮎鮓が好物でした。長良川で獲れた鮎のおなかにご飯を詰めて作ったもので、旬を迎えると江戸にたびたび献上されました。江戸までは5日がかりです。到着する時点で食べごろになるように天候を考慮して塩加減を調節し、途中の宿場を通過する時間も指定されていたそうです。

一見すると、曲直瀬道三が毛利元就に贈った助言「常の食　四時に順じ　五味を和し（日常の食事は季節ごとの旬のものを、かたよらないように食べなさい）」そのままの健康的な食生活です。だからこそ、隠れた落とし穴に気づかなかったのかもしれません。家光の他に4代将軍家綱、13代将軍家定、14代将軍家茂も脚気で死亡したといわれており、健康第一だった家康が知ったら、さぞ残念がると思われます。

庶民の暮らしも主役はご飯

太平の世が続いたことで新田開発と稲の品種改良が進み、米の生産量が急速に増えました。先のとがった歯で稲の粒を落とす「千歯こき」で脱穀するようになり、それまでの臼と杵に代わって、大陸から伝わった足踏み式の石臼や、のちには水車を使うことで精米効率が大きく高まります。

17世紀後半になるとイワシやニシンを干して固めた肥料が全国に広く普及しました。即効性で効果抜群だったようです。

幕府による壮大な新田開発の例に、利根川の流れを変えてしまったことがあげられます。江戸を水害から守り、船をもちいた海運を盛んにする狙いもありました。利根川はもともと現在の東京湾に注いでいましたが、流れを少しずつ東に変える大工事が約60年かけて実施され、千葉県の銚子で太平洋に注ぐようになりました。人の力とはすごいものです。

こうして、白米を食べる習慣が、江戸、大坂など都市部の庶民に一気に広がりました。

「大坂」は明治初期まで使われていた表記で、土がつくのは縁起が悪いとして「大阪」と書くようになったそうです。相撲で負けることを「土がつく」というからでしょうか。

現代のように決まった分量の米と水を釜に入れて加熱し、水分を米にすべて吸わせる炊きかたが生まれたのも江戸時代です。誰もが米を食べるようになったことで、おいしさの追求が始まったということでしょう。炊き上げて蒸らせば、ご飯の甘味と、もっちりとした食感を引き出すことができます。

白米は玄米や麦ご飯とくらべて消化がよく、冷めてもおいしく食べられます。忙しい職人さん、農家の人、産業の発達によって江戸の町に増えた商人たちにとってありがたい習慣でした。

東海道、中山道などの五街道が整備されたことで人の往来が活発になり、竹の皮に包んだおにぎり弁当が普及しました。歌舞伎見物では幕間に幕の内弁当を楽しんだそうです。

江戸時代後期の風俗を記載した『守貞漫稿』によると、当時の幕の内弁当の中身は、小さめの白米のおにぎり10個、焼豆腐2個、角切りこんにゃく2個、かんぴょうの煮付け、里芋の煮物2個、蒲鉾3枚、厚切りの卵焼き一切れでした。ここでも主役はご飯です。

農家の人も田畑におにぎりを持参しました。おにぎりを海苔で巻くようになるのは元禄時代、1700年ごろに和紙のように薄く広げる浅草海苔の製法が生まれてから。養殖技術のなかった古代には、海苔はなかなか手に入らない高級食材だったようです。

江戸の奇病「江戸わずらい」

江戸は家康が幕府を開く前から海上交通の拠点として栄えていました。しかし、大坂や京とならぶほどの大都市ではなかったため、江戸時代初期には市中に料理店がほとんどなく、江戸の文化と呼べるほどのものも存在しませんでした。

それが1657年に起きた明暦の大火をきっかけに料理店が次々に生まれます。火災のあと、江戸の町を復興するために各地から集まった職人さんが作業の合間に軽食を何度も摂ったからです。

当初は上方の風俗、食習慣をありがたがる傾向が強く、上方にならって蕎麦よりうどんをよく食べていたようです。しかし、何といっても将軍のお膝もとです。江戸が経済力をつけ、大きく発展するにつれて、「江戸前」「江戸好み」という言葉に象徴される江戸の文化が生まれます。

ソバの産地である信濃や現在の東北地方から移り住む人が増えるにつれて、蕎麦が人気となっていきました。幕末の記録によると、江戸の町全体で蕎麦屋が3760軒あり、鮨屋はその倍の7000軒以上、逆にうどん屋は数えるほどしかなかったそうです。

古代から中世にはソバの実をそのまま粥にしたり、ソバ粉を湯で溶いて蕎麦がきにして食べていました。現在のように細く切った蕎麦が一般的になるのは江戸時代中期です。はじめはもり蕎麦のみで、味噌だれを使っていました。元禄時代を過ぎると醤油で味つけするようになり、もり蕎麦から100年遅れて、かけ蕎麦があらわれます。

料理店だけでなく、蕎麦や鮨、天ぷらなどの軽食をさっと出す屋台や行商も重宝がられました。図17は『守貞漫稿』に描かれた鮨の振《ふり》売り、今でいう行商の様子です。それまで「鮓」と表記していた「すし」を江戸では「鮨」と書くようになり、のちの時代には、おめでたい字を当てた「寿司」も広がりました。

関西風の押し鮓は姿を消し、にぎり鮨ばかりで、人気のネタはコハダ、マグロ、タコ

図 17 ◉江戸の鮨売り

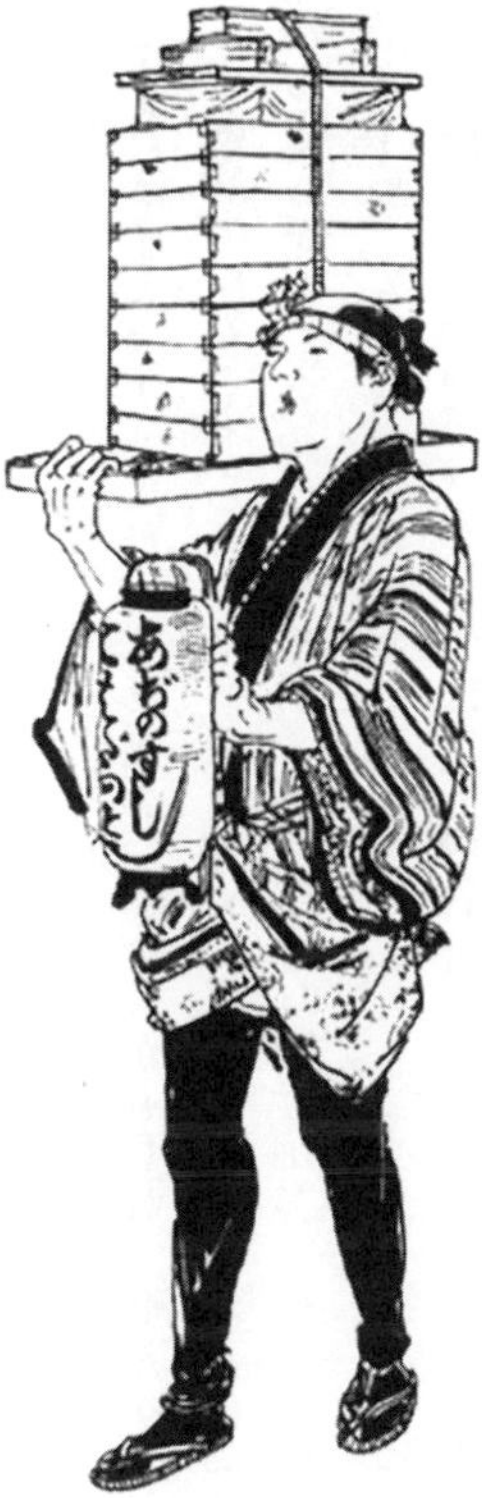

行商では天秤棒をかついだり、商品を肩や頭に乗せたりして売り歩きました。鮨売りのちょうちんに「あぢ」「こはだ」と書かれているようです。

国立国会図書館所蔵

など。一番高いのが卵焼きだったそうです。かけそばが一杯16文だったのに対して、ゆで卵は一個20文したといいますから、現代でいうと一個500円くらいでしょうか。昔の鶏は卵をたくさん産まなかったため、貴重品だったのかもしれません。

幕末になると刺身の屋台もあらわれて、皿を持って買いに行くと江戸前のカツオとマグロを少量からでも売ってくれたそうです。昭和時代の終わりごろまでよく見かけた豆腐屋さんや焼き芋屋さんの移動販売を思い出しますね。

当時は薪の価格が高く、庶民にとっては自宅で料理するより外食のほうが安上がりでした。竈《かまど》で火をおこすのは大仕事だったうえに、火の不始末で火事を起こすのをおそれたという事情もあります。

外食が盛んだったおかげで調理法や食材に関する知識が普及して、人々の食生活が全体に改善される効果もあったようです。

ところが、活気にあふれる江戸の町に、次第に「江戸わずらい」と呼ばれる奇病が繰り返し流行するようになりました。脚気が庶民にも広がったのです。江戸わずらいといわれたのは、地方の人が江戸に働きに来ると発病し、地方に戻ると治ったからです。

なぜでしょう？　この時代になっても、地方では玄米か、雑穀と野菜を混ぜて炊いた米を食べていたからです。わかってしまえば簡単な理屈でした。

僧の姿をしていた江戸の医師

当時の人にとって脚気は引き続き謎の難病でしたが、食生活で脚気を改善できることに気づいた医師もいました。

1573年に書かれた『済民記』には、小豆、黒豆、蕎麦、ゴボウ、黍、そしてキジや猪の肉がよいと記載されています。いずれもビタミンB_1を多く含む食品です。少し時代がくだると、白米の食べ過ぎをやめて粗食にせよという記述もあらわれます。

昔の病気の話になると、「医師らは首をかしげるばかりだった」などの表現をよく見かけます。けれども、実際の医師は注意深い観察を武器に、熱心に研究を続けていました。血液検査も化学分析もない時代でしたが、脚気の正体が判明するまであと少しでした。

それにしても、ちょっと不思議に思いませんか。現代の日本人は白米ばかり食べているのに、なぜ脚気にならないのでしょうか。それは、豚肉、レバー、豆などのおかずからビタミンB_1を十分に摂取できているからです。

これに対して、昔の人はご飯をしっかり食べるあまり、おかずが少ない傾向がありました。白米がいけないというよりは、主食に比重を置き過ぎていたのです。

江戸時代には社会に大きな変化がありました。身分制度が確立されたことと、鎖国政策を取ったことです。安土桃山時代までは兼業農家の武士が大部分でしたが、江戸時代になると武士は武士、農民は農民と定められ、生まれたときに身分が決まるようになりました。

唯一の例外が医師です。高名な医師に弟子入りし、10～20年間修業して師匠に認められれば、生まれをとわず、誰でも医師になることができました。身分制度からはずれ、世俗を離れた存在であったため、医師らは頭をそり、僧の姿をしていました。

そのため、男子禁制だった江戸城の大奥にも治療のために出入りでき、地位の高い武家の病気をいやした医師のなかには破格の出世をとげる者もありました。

治療の中心は漢方薬と鍼《はり》です。この時代になると、大陸の伝統医学をそのままの形で実施するのではなく、日本の風土と日本人の体に合うよう改めたうえで、国内で採集あるいは栽培した薬草を使って治療するようになっていました。現在も広く行われている漢方治療はこうして日本で独自に発展したものです。

曲直瀬道三が提唱した日本人のための医療が実現したといえるでしょう。

健康の鍵は食養生

江戸時代なかばに江戸の人口は100万人に達しました。この時代としては世界一の大都市です。社会が安定し、生活に余裕が生まれたことで人々の関心は健康長寿に向かいました。太平の世となって人命の大切さが認識されたのも一因と思われます。とくに重視されたのが食養生です。

幕府の方針もこれと同じで、8代将軍吉宗は生活の苦しい庶民のための養生所を開設し、食事管理に力を入れました。

このころには庶民の食事も一日三食になっていましたが、江戸の小石川に建てられた養生所は給食が朝夕二回で、男性患者には一日に白米を4・5合、女性患者には3・6合出していました。病気でもこれだけ食べたのですね。

給食の内容は細かく決まっていて、米は柔らかめに炊き、味噌汁は塩分を抑えた薄味で、具は大根、芋の葉などの野菜でした。

現代の私たちは、昔の人は何も考えずに食べられるものを食べていたと考えがちです。

とんでもない！　江戸の人たちだって、塩分控えめが大切なことくらい、ちゃんと知っていたのです。

九州北部が大陸からの疫病の侵入口だったことから、続いて長崎に設立された養生所はとくに衛生面に気を配りました。暑い時期には、卵を持つ魚、背中の青い魚などのいたみやすい食品に加えて、水分が多いキュウリ、スイカ、梨などの提供が禁止されました。水分が多いと細菌に汚染されやすいと考えたからでしょう。

ひとたび流行すると多くの人命を奪う感染症は、いつの世も社会の発展をはばむ足かせでした。

江戸時代後期の1771年から、明治時代初期にあたる1870年までの100年間の平均寿命を、寺の記録をもとに調べた研究があります。男性が27・8歳、女性が28・6歳でしたが、そんなに短かったのか！　と驚かないでください。

このうち21歳すぎまで成長した人に限ってみると、男性は61・4歳、女性は60・3歳だったのです。子どもの死亡率がいかに高かったかということです。近年と異なり女性のほうが平均寿命が短いのは、出産で命を落とす人が多かったからと推測できます。

とりわけ乳幼児に多く発生し、当時の最大の死因の一つとされたのが疱瘡とか痘瘡と呼ばれた天然痘でした。この時代になると天然痘はすっかり日本に根づき、頻繁に発生するようになっていました。江戸時代には約30年に一回のペースで流行したとされています。

『本朝食鑑』には、子どもの天然痘にもっとも効くのは小豆ご飯で、ヘチマも有効と記載されています。大きなヘチマのヘタのあたりの皮を10センチほどむいて、焼いたものを粉にして砂糖水で飲むとよいのだとか。

ヘチマが天然痘に効くはずはありませんが、ここまで細かく指示しているところを見ると、おそらくはヘチマのさまざまな部位をいろいろな方法で食べさせて、結果をすべて記録していたと考えられます。そのなかで、この方法がもっとも効果があるように見えたのでしょう。

有効な治療法の開発に結びつかなかったとはいえ、研究の方法は現代の医学研究と同じく、緻密なものでした。

天然痘には赤が効く?

ヘチマ以外で書かれているのが、塩鮭と鯛、カツオ、鯨の排泄物を干して粉末にし、薬草と練り合わせて体に塗る方法です。鯨の排泄物など、どうやって入手したのでしょうか。

当時は鯨を魚の仲間と考えていました。『本朝食鑑』におさめられた魚介のなかで、もっとも詳しく説明されていたのが鯨で、次いで鯛、カツオ、アワビ、鮭、イワシの順です。江戸の町では毎年12月13日にすす払いを行い、終わると塩漬けの鯨肉を入れた汁物を食べるのがならわしだったそうです。幕末には鯨肉専門店も開業しています。

アワビは縄文時代の遺跡からも殻が出土しており、古代には貴族が好んで食べていました。江戸時代に入ると庶民にも手が届くようになったとみえて、江戸の飼い猫はアワビの殻を皿代わりにしていたそうです。

いわれてみれば大きさもほどよく、安定感があります。殻の内側はなめらかで真珠色に光って美しいため、螺鈿《らでん》細工に使われました。江戸の猫たちは鰹節や刻んだ貝、ほぐした魚の身を混ぜたご飯をもらっていたようです。

天然痘は発疹の色が赤いほど経過がよいと考えられていたことから、天然痘を起こす悪い神様は赤い色が苦手だとか、逆に赤色を見ると機嫌が良くなるという言い伝えが生まれました。子どもの天然痘に小豆ご飯が効くという記述も、小豆が赤いことと無関係

図 18 ◉会津の赤べこ

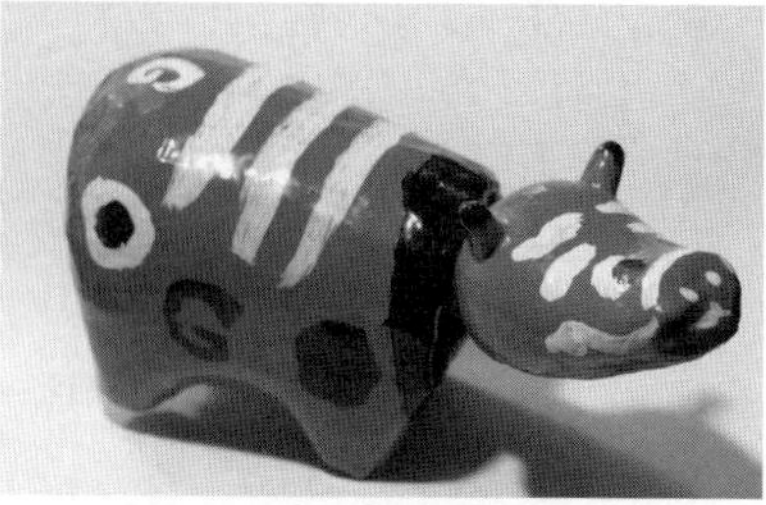

赤べこは和紙でできた郷土玩具で、首がゆらゆらゆれます。「べこ」は東北地方の方言で牛のことです

図 19 ◉桃太郎の赤絵

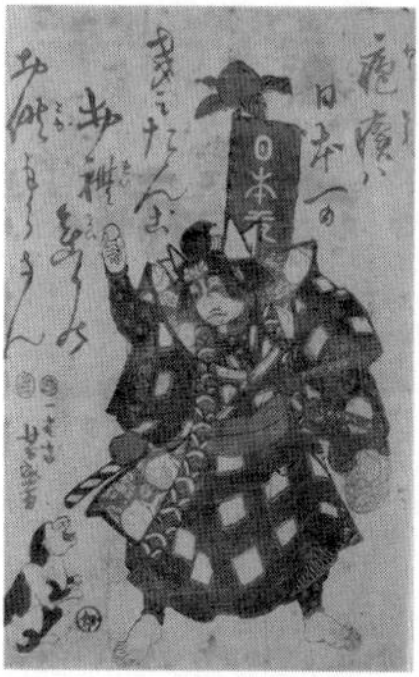

桃太郎だけでなく、おともの犬にも注目です。犬は「立ち去る」という意味の「いぬ」と音が同じことから、天然痘が去るという語呂合わせになっているそうです。

内藤記念くすり博物館所蔵

ではないでしょう。

そのため、子どもが天然痘になると部屋に赤い屏風をめぐらして、患者も家族も赤い色の着物を身につけ、子どもには赤いおもちゃを与えました。

現代に伝わる郷土玩具のなかにも、もとは天然痘よけに作られたものがあります。図18は福島県の会津地方に伝わる「赤べこ」です。赤い張り子の牛で、子どもが天然痘にかからないように、かかっても軽くすむようにとの願いが込められています。

天然痘に負けない人物として、源為朝や、おとぎ話の桃太郎、金太郎らを赤を基調に描いた絵も人気でした。このうち桃太郎の赤絵が図19です。歌舞伎役者のような桃太郎が、おともの犬を連れていますね。

源為朝は平安時代後期の武将で弓の名人でした。伊豆大島に流罪になった為朝が周辺の島々を平定しながら八丈島に渡ったところ、島にいた天然痘の神様は為朝をおそれて降参しました。こうして、八丈島にだけは天然痘が起こらなくなったのだそうです。

八丈島にはそれまで天然痘の発生がなかったことから生まれた伝説ですが、種明かしをすると、八丈島が離れ小島だったために、天然痘ウイルスが侵入していなかったのです。しかし、この伝説は当時広く知られていたため、天然痘がはやるたびに為朝をデザインした絵が飛ぶように売れ、お見舞いとして使われました。

麻疹がはやると鰻屋が困る

麻疹《はしか》も頻繁に流行しました。江戸時代265年間に流行が13回ですから、約20年に一回の割合です。麻疹は風邪に似た症状で始まり、高熱とともに全身に赤い発疹があらわれます。自然に回復する人が多かったものの、肺炎になって死亡したり、失明したりすることもある危険な病気でした。

江戸時代後期になると、麻疹は伝染病だと考える医師が一部にあらわれます。しかし、治療といえばサイの角や、アリクイの仲間のセンザンコウ、カキの殻などを焼いて飲ませるくらいしかなかったため、もっぱら関心を集めたのが食養生でした。

麻疹が流行するたびに、麻疹の予防に役立つ食べものや、食べてはいけないものを絵入りで説明した浮世絵が多数作られました。このうち『麻疹能毒養生辨《はしかのうどくようじょうべん》』は麻疹に効く食べものと、避けるべきことがらを相撲の番付のように並べたものです。図20をご覧ください。

当時はまだ横綱という位がなかったため、良いものの最高位である大関が黒豆、関脇が小豆、小結が緑豆でした。豆のそろい踏みです。これに対して、食べてはいけないものの大関が冷えたもの、関脇が生もの、小結がネギとなっています。

先の『本朝食鑑』によれば、大豆や小豆には気持ちを穏やかにする効果があるそうですが、そうだとしても麻疹に効くことはないでしょう。これに対して、食べてはいけないとされた、冷えたものとネギは胃腸に負担がかかりますし、生ものはいたんでいたら大変です。いずれも避けるに越したことはなさそうです。

まじないも健在でした。しかし、この時代になると、真剣にすがるというよりは縁起をかつぐ意味あいが強く、面白がる余裕も見られます。

図21は麻疹の軍勢と、当時の麻疹の治療薬の軍勢の戦いを描いた浮世絵の一部です。画像は麻疹側の軍勢で、よく見ると、麻疹が流行するともうかる医師や薬屋の姿があります。画面中央付近に「麻疹方加勢」ののぼりや、薬店を意味する「薬種」の旗印が見えますね。

図21には掲載していませんが、相手方の陣営はどうかというと、食べてはいけないとされた食品にかかわる鮨屋、鰻屋、蕎麦屋などが、麻疹の薬と力を合わせて麻疹に立ち向かっています。流行が早く終わってくれないと商売上がったりなのです。

図 20 ◉麻疹予防の決まり手は食養生

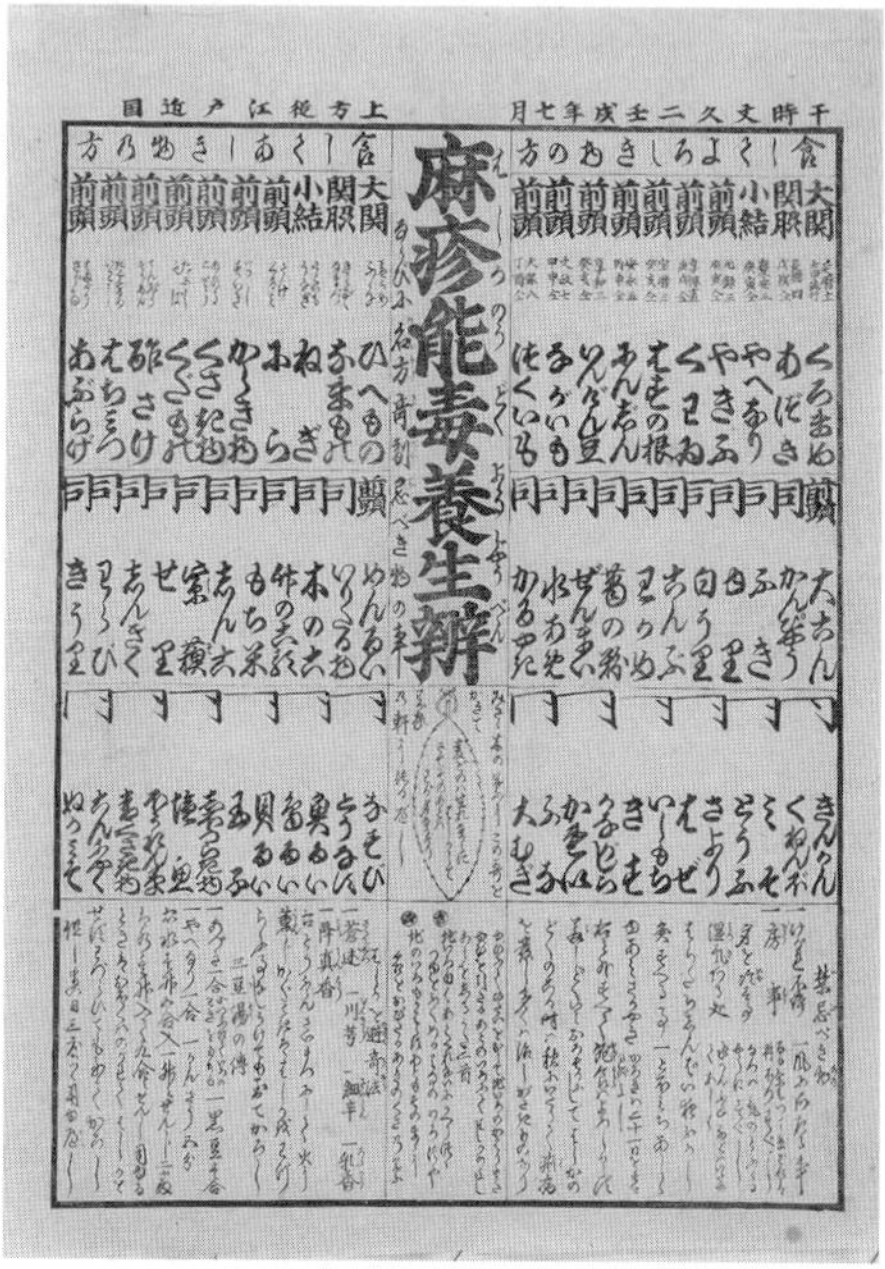

本文にあげた以外で麻疹に有効なのが大根、人参、長芋など。その逆に「風に当たる」「体を冷やす」「夜ふかしする」などは禁止です。

内藤記念くすり博物館所蔵

鰻は古代から食用にしていたと考えられ、『万葉集』には「夏痩に良しと　いふ物そ鰻取りめせ（夏やせには鰻が効くといわれているから、獲って食べなさい）」という大伴家持の歌がおさめられています。奈良時代の食養生です。

家持の時代には鰻をぶつ切りにして食べていました。現在のように鰻を開いて焼くようになるのは江戸時代に入ってからです。

江戸城下には鰻屋が４００軒以上あり、屋台や行商を入れると８００軒にのぼる人気の食材でした。江戸っ子は麻疹の終息をひたすら願っていたでしょう。おそろしい病気だったはずなのに、笑いを誘う絵柄になっています。

三尸《さんし》の虫に告げ口をさせないように行われていた庚申待《こうしんまち》も、すっかり社交と娯楽の場になっていました。

あとで説明するように、江戸をはじめとする都市部には読み書きできる人が多く、科学的な知識がそれなりに広がっていました。祈禱や呪術のうち、とくに理論があやふやなものは、「科学」とはもはや見なされず、代わってその地位についたのが食養生だったと考えられます。

江戸時代中期の俳人、宝井其角は、瓜が好物だったとされる武蔵坊弁慶をふまえて

図21 ◉麻疹の流行で得する人、損する人

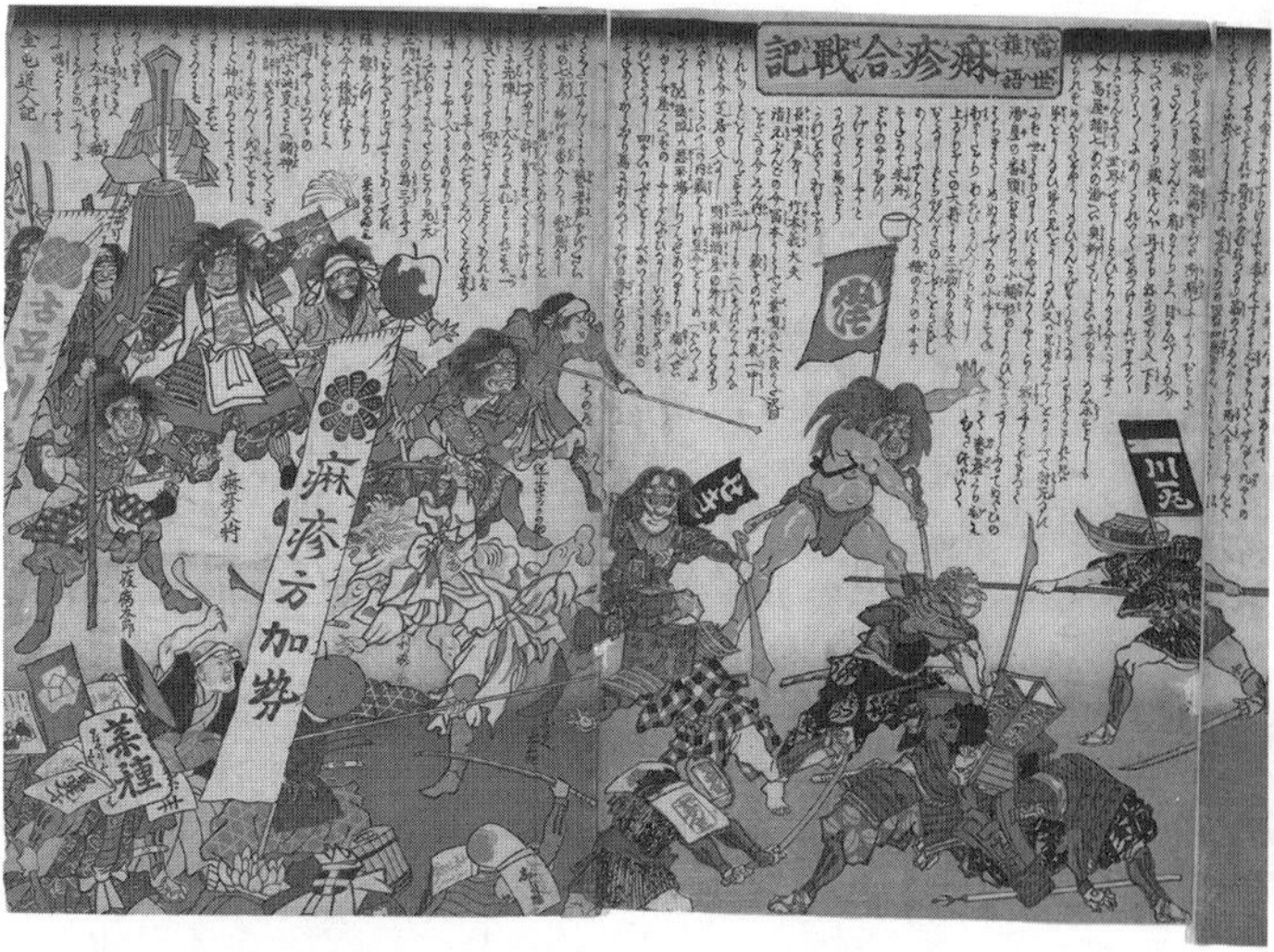

『当世雑語流行麻疹合戦記』という浮世絵の一部で、麻疹側の軍勢が描かれています。医師や薬屋が麻疹を応援しているという、お江戸のブラックジョークです。

内藤記念くすり博物館所蔵

「弁慶も食養性《じきようじよう》や瓜畠」と詠んでいます。当時の食養生意識の高まりが伝わってきます。

新鮮な旬の食材が並ぶ庶民の食卓

江戸の庶民はたいてい長屋に住んでいました。全体が6畳ほどの広さで、入るとすぐに竈《かまど》と流しがあり、履き物を脱いで4畳半ほどの畳敷きの部屋に上がります。ここで家族全員が暮らし、夜は物を片付けて布団を敷きました。トイレと風呂、そして井戸は共同です。

庶民に三食の習慣が根づいたのは1700年ごろのことです。そのきっかけの一つが照明用の菜種油の普及でした。

菜種油はアブラナ科の植物の種から取った油で、それまでは、イワシなどの魚をしぼった油を使っていました。怪談で化け猫が行灯《あんどん》の油をなめるのは、魚のにおいに惹かれるからです。けれども、魚の油は燃やすとにおいがきつく、すすが大量に発生するため実用的ではありませんでした。

菜種油を安く、大量に生産する技術が開発されると庶民も夜遅くまで活動できるようになりました。これにより夕食の時間が後ろにずれて、朝食と夕食のあいだに昼食を食

図 22 ◉にぎやかな長屋の暮らし

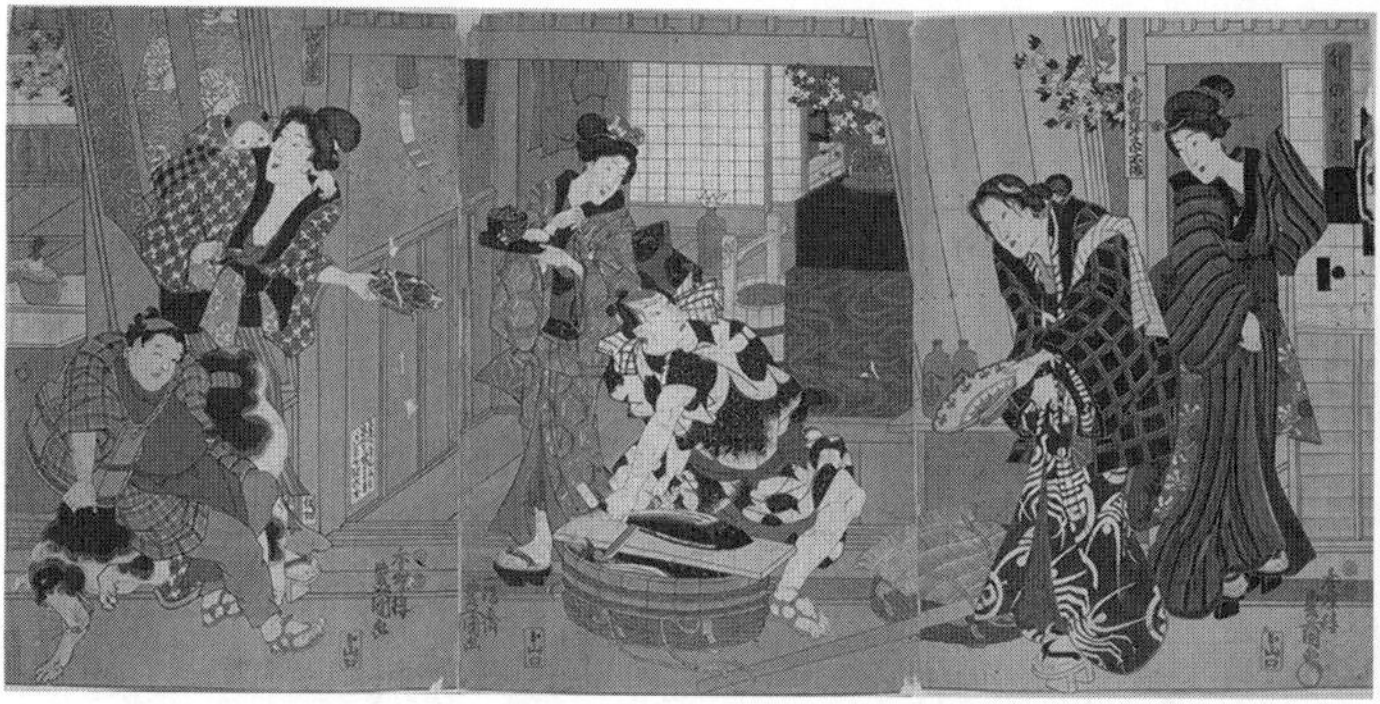

歌川豊国の作品「卯の花月」です。卯の花月は旧暦の４月で、現在の４月下旬から６月上旬にあたります。この時期が旬といえば初ガツオ。江戸っ子は毎年楽しみにしていたそうです。

東京都立図書館所蔵

べるようになったと考えられています。一日三食の歴史はせいぜい300年しかないのです。

三食といっても、いちいち火をおこすのは大変なので、米を炊くのは朝の一回だけでした。朝食は炊きたてのご飯と味噌汁、漬け物に納豆や豆腐などのおかずがつきます。冷蔵庫がないので買い置きも作り置きもできませんが、心配は無用です。早朝から納豆に豆腐、シジミ、魚、野菜から佃煮まで、行商の人たちがにぎやかな呼び声とともにやってきて、長屋の路地を回るからです。

獲れたて摘み立て作りたての新鮮な食材を買い求め、その日のうちに食べ切っていたのですから、ある意味では最高のぜいたくです。このころは豆腐といえば木綿豆腐で現在のものよりずっと大きかったようですが、魚や豆腐はその場で切ってくれますし、納豆屋さんは刻んだネギや辛子などの薬味も持参していました。

図22は幕末に描かれた浮世絵で、女性たちがお金を出し合ってカツオを一匹買い、切り身を分けようとしているところです。どうせ保存できないなら、ご近所で分ければよいですね。カツオをさばく魚屋の粋な男性、のぞき込む子ども、風鈴、お札など、庶民の暮らしが生き生きと描かれています。

この時代にはちゃぶ台はなく、めいめいが箱のようになったお膳を使っていました。食べ終わると洗った食器を箱に入れておき、食事のときは箱をひっくり返して台にします。狭い座敷で生活するための知恵でした。

ご飯の残りは竹ひごを編んで作った飯籠（はんご）という籠に入れ、風通しの良い日陰に下げておきます。竹ひごの隙間から適度に湿気が抜けるので、腐敗しにくくなるのです。食べるときは籠の中に水を注いでご飯を洗い、夜はこれをそのままお茶漬けにして食べました。まさしく、ご飯で一日が回っています。

江戸っ子はどんなおかずを食べていたのでしょうか。幕末にあたる1850年代に、家計にやさしく人気のあるおかずを相撲の番付風に並べた『日々徳用倹約料理角力取組』というランキングが作られました。これによると、漬け物の代表が、たくあん、ぬか漬け、梅干し、らっきょうなどです。

定番のおかずは八杯豆腐と呼ばれた煮豆腐、イワシのめざし、貝のむき身を切り干し大根と炊いたもの、芝エビのから煎り、里芋の煮ころがし、きんぴらゴボウ、煮豆、小松菜のおひたし、とろろ汁、マグロの味噌汁などで、職人さんは炒《い》ったおからをよく食べていたそうです。

どれもご飯によく合い、お袋の味として現在でも広く食べられているものばかりです。江戸時代後期以降に七輪が登場すると、イワシ、サンマなどの焼き魚も人気を集めました。

旬の食材を新鮮なうちに食べ、内臓脂肪のもとになる脂肪の摂取を抑えた当時の食生活はとても健康的です。医術に限界があるなかで、食事を通じて病気を遠ざけようと、日本人は長年にわたり和食の改善につとめてきました。それも、限られた人のための特別な食事ではなく、誰もが毎日口にする普段の食事を健康食にしようとしたのです。

食材の他に、調理法、食事作法、食器、調理道具も、健康という視点をふまえつつ洗練されていきました。

治療より予防を重んじた貝原益軒

健康法を解説した養生書も人気を集めました。幕末までに100種類以上制作されたなかで、とくに有名なのが、江戸時代前期から中期に活躍した貝原益軒の『養生訓』です。『養生訓』は、それ以前に書かれた養生書の集大成とされ、それ以降に刊行された養生書に大きな影響を与えました。

図 23 ◉貝原益軒肖像画

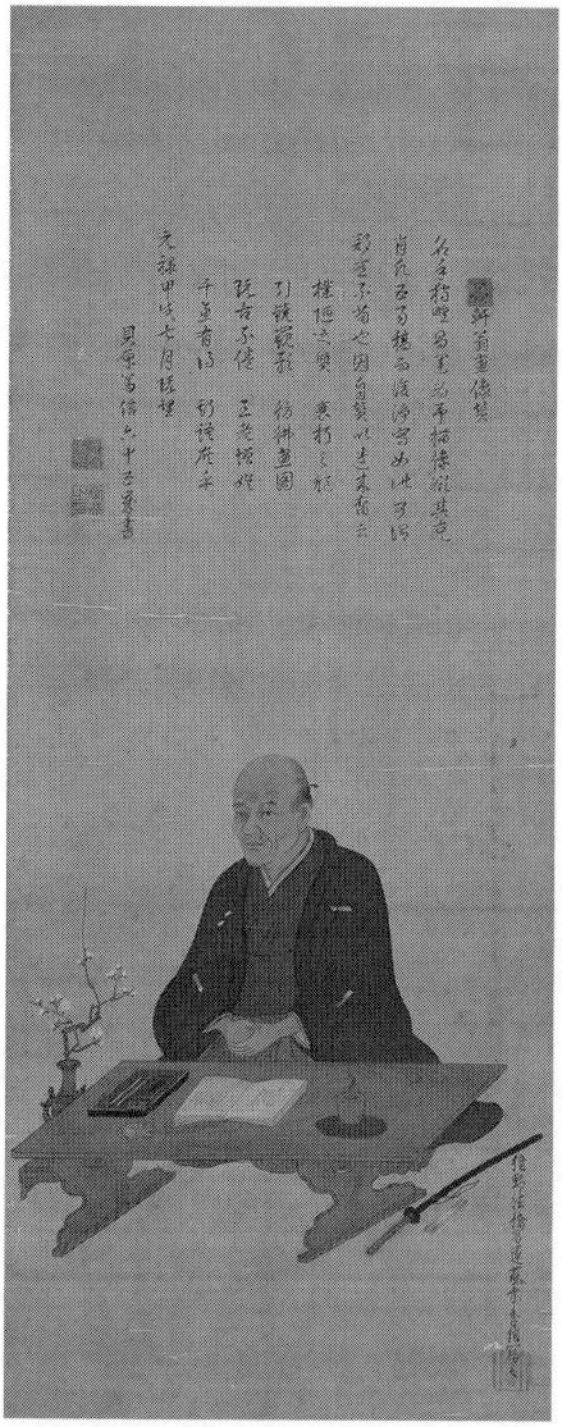

益軒 63 歳のときの肖像画です。文机に向かう姿から、聡明で物静かな人柄がうかがえます。益軒は大学者で、50 年間に 98 部、247 巻という膨大な書物をあらわしました。

貝原家所蔵

福岡藩に仕える武士の子として生まれた益軒は、幼い頃は体が弱く、学問に明け暮れる日々を送りました。やがて医学、薬学、農学、博物学、さらには教育学に通じた大学者になると、みずからも養生につとめ、84歳のときに『養生訓』を書きました。1713年のことです。

『養生訓』は8巻からなり、総論、飲食、茶、喫煙、入浴、薬の服用、高齢者と子どもの世話などのテーマに分かれています。その思想をあえて簡単にまとめると、命あることに感謝しながら、慎み深く生きることこそ人の道であり、その先に無病息災がある、というものです。

現代の医学知識に照らすと迷信にすぎない記述もありますが、益軒の教えのかなりの部分が、こんにちも輝きを失っていません。以下に紹介する益軒の思想は、『養生訓』から抜粋して要約したものです。

●夕食は簡素にし、旬のものを食べよ

益軒：夜は体を動かす時間帯ではないし、食べたものの消化に時間がかかるから夕食は控えめにするとよい。とくに味が濃いもの、脂っこいものは体の負担になる。一番よいのは夕食を食べないことだ。

いたんだものはもとより、季節外れの食材、十分熟していない食材は禁物だ。火が通り過ぎたもの、生煮えのものも良くない。そして、どんなおかずであっても、ご飯よりたくさん食べてはいけない。日本人は大陸の人とくらべて胃腸が弱いので、肉は一食につき一切れ食べれば十分である。


解説：遅い時間に食べると胃もたれしやすいのは確かです。とくに脂っこいものは消化吸収に時間がかかるうえに胃酸を増やし、食道と胃の境にある筋肉をゆるめて胃酸の逆流を招きます。また、塩気の強い食事は胃の粘膜を荒らします。

旬のものを食べるようすすめているのは、曲直瀬道三や、家康に健康法を伝授した天海僧正と共通しています。旬の時期に、十分に熟したものを適切に調理すれば、栄養素を安全に、しっかり摂取できるからですね。

日本人の体に肉は合わないというのも道三の思想と同じです。当時の人は、海外の人と同じように肉を食べると体調がすっきりしないことを経験から知っていたのでしょう。

17世紀なかばに来日した西洋の宣教師が書いた書物にも「日本人はもともと油ものを嫌

う」と記載されているようです。

●食べるルールを作り、習慣にせよ

益軒：体に良いといわれるものでも、食べ過ぎれば胃腸をそこない、体を壊すもとになる。腹八分目にとどめること。食べる適量を決めておくとよい。

食後の麺類やデザートは余分の負担になるので、食べたければ食事の量を減らしておけ。食べ過ぎたと思ったら次の食事を抜くか、ごく少量に抑えるとよい。

解説：健康的な食生活のキーワード、「腹八分目」が早くも登場しています。生活が豊かになって食を楽しむ時代になると、食べ過ぎによる害があらわれるようになりました。現代と重なります。

益軒は、食べものに不自由しないときこそ、自分でルールを決めて食べ過ぎを防ぐことが大切だと考えました。その大きなルールの一つが腹八分目です。それでも食べ過ぎてしまったら、三食にこだわることなく次の食事を抜いてしまえと説きます。一日単位、一週間単位で腹八分目にするわけです。

日本人は脂肪の摂取で内臓脂肪が付きやすく、これがさまざまな病気の引き金になります。しかし、肉や揚げ物も腹八分目にすれば大きな問題は起こらないでしょう。

食後の麺類とは、「締めのラーメン」ならぬ蕎麦か素麺だったと思われます。益軒の言葉どおり、麺類やデザートのカロリーは丸々余分ですが、あらかじめ食事の量を減らしておけば心配ありません。さすが益軒、グッドアイデアです。

●体を動かせ、昼寝はするな

益軒：流れる水は腐らないが、よどんだ水は腐る。人の体も同じで、ずっと同じ姿勢で本を読んだり、いつまでも寝ていると病気になりやすい。こまめに動き、身の回りのことはなるべく自分で行うようにすべきだ。食後に数百歩、静かに歩くのを習慣にせよ。血のめぐりが良くなって消化の助けとなり、健康でいられる。

昼寝は病気のもとだ。横になるだけでも好ましくないので、たとえ疲れていても昼寝は短時間にとどめよ。軽い運動をして眠気をやり過ごし、夜は23時から0時のあいだに寝て、朝日とともに起きるとよい。

解説：江戸時代には自動車がなかったので、現代とはくらべものにならないほど、よく歩いていたでしょう。それでも益軒が体を動かすよう強くすすめているのは、それ以前の時代から見ると生活が便利になって、買い物ひとつ取ってても近くですむようになったからと考えられます。

食後に歩く目的は、食事の際のくつろいだ状態から、気持ちと体を穏やかに切りかえて、吸収した栄養を活動のためのエネルギーに変えることにあると思われます。

長時間の昼寝を禁じたのは睡眠のリズムが乱れるからです。昨今、昼寝の効果が見直されていて、適度に昼寝をすると頭がすっきりし、気持ちがリラックスして、作業の能率が上がるといわれています。

しかし、昼寝によって夜の睡眠が浅くなり、生活が不規則になったら体調を崩すもとです。昼寝をするなら30分にとどめ、午後3時には目覚めるようにしましょう。

●長生きできるかは心がけ次第

益軒：人の命は天からの授かりものであるが、たとえ弱く生まれついていても養生次第で長生きできる。その一方で、丈夫な体を持っていながら、養生を軽んじたことで早く亡くなる人もいる。金があっても短命では意味がない。
病気でないときこそ病気のことを思え。健康を過信せず、予防を心がけるべきだ。毎日続ければ養生の道もつらくなくなる。何も努力せずにいて、いざ病気になってから治療を受け、養生するのは大変つらいものだ。

解説：これが『養生訓』の肝にあたる部分で、ひと言でいうと「予防は治療にまさる」ということです。予防につとめたおかげで病気にならずにすんだ人は、はたから見てもわからず、当の本人すら気づかないのが普通です。そのため、大病が治った人とくらべると世間の注目が集まりません。
しかし、こういう人は病気に苦しむことなく、のびのびと人生を送ることができます。益軒自身も、高齢になってもどこへでも歩いて出かけ、夜は執筆に精を出しました。最晩年に『養生訓』を書き上げ、みごとに天寿をまっとうしたのです。

体の構造、本当はどうなっているのか？

健康への関心が高まっても、体の構造に関する知識は江戸時代以前と大差ありませんでした。人の体を開いて内部の様子を観察するのは死者に対する冒とくだという考えかたも背景にありました。

江戸幕府は鎖国政策を取っていましたが、医学や航海に関する書物は例外でした。とくに8代将軍吉宗以降は、西洋諸国のなかで唯一貿易が続いていたオランダから洋書が多く輸入されました。西洋の学問を蘭学、西洋医学を蘭方医学と呼ぶのは、当時はオランダを和蘭とか阿蘭陀と表記していたからです。

大陸の伝統医学では、人の体を構造ではなく働きによって分類する五臓六腑という考えかたが主流でした。五臓六腑説では、心、肝、脾など中身の詰まった5つの臓器と、胆、胃、膀胱など管か袋のようになった6つの臓器、そして各臓器に活力のもとである「気」や「血」を送るための12の経絡をもちいて人の体を説明します。

これに対して西洋では、体を実際に解剖して観察する研究が行われていました。日本の安土桃山時代にあたる16世紀後半には、かなり正確な解剖図が描かれています。

輸入された洋書で解剖図を見た日本の医師らは、昔ながらの五臓六腑説とのあまりの違いにとまどったことでしょう。体内が実際にはどうなっているのか、関心をかきたてられたのは当然のことでした。

1754年、日本で初めて刑死者の解剖が行われました。解剖は刑場の係官が行い、医師の山脇東洋がこれを観察して『蔵志』という書物にまとめました。絵は簡素で、必ずしも正確ではありませんが、内臓を見るのは初めてだったとなれば、それが精一杯だったでしょう。

『蔵志』の公表は大変な騒動を引き起こし、東洋は厳しく批判され、解剖を許可した京都所司代がやめさせられる事態に発展しました。

しかし、「理論と思い込みに縛られていてはいけない。事実と経験をもとに結論を出すべきだ」という東洋の姿勢は、のちの医学の発展に大きな影響を与えました。このとき解剖が行われた場所には、現在「日本近代医学発祥之地」という小さな石碑が建っています。

その後、各地で解剖が行われるようになり、1774年に有名な『解体新書』が出版されました。ドイツの解剖学者がドイツ語で書いた本のオランダ語訳を、さらに日本語に翻訳したものです。オランダ語の『解体新書』を見ながら解剖に立ち会った医師の杉田玄白、前野良沢らが、その記述があまりにも正確なのに驚いて日本語への翻訳を決意したといわれています。

世界初の全身麻酔に成功した華岡青洲

1804年、紀伊、今の和歌山県の医師、華岡青洲が患者に全身麻酔をほどこして乳がんの手術を行いました。このとき使った麻酔薬は青洲自身が20年かけて開発したものです。欧米に先立つこと40年、世界で初めての快挙でした。

青洲のもとには全国から乳がん患者が集まり、152名の手術を行った記録がありま す。図24は手術の手順を図で示した巻物で、弟子たちは丁寧に描き写して勉強したそうです。

それにしても、江戸時代の日本で、しかも地方に住んでいた青洲が世界に先駆けて麻酔薬を完成させることができたのはなぜでしょうか。

青洲が使った麻酔薬はチョウセンアサガオの葉を中心に数種類の薬草を配合したものです。チョウセンアサガオの葉と種は、青洲以前から胃痛、気管支喘息などの治療にもちいられていましたが、容量を間違えると錯乱し、痙攣を起こして死にいたる、あつかいの難しい薬草でした。

そのため麻酔薬の開発にあたり、青洲は投与量を決めるのに細心の注意をはらいました。大量に与えれば麻酔効果は上がるものの、それだけ危険が高まるからです。

図 24 ◉華岡青洲の乳がん手術

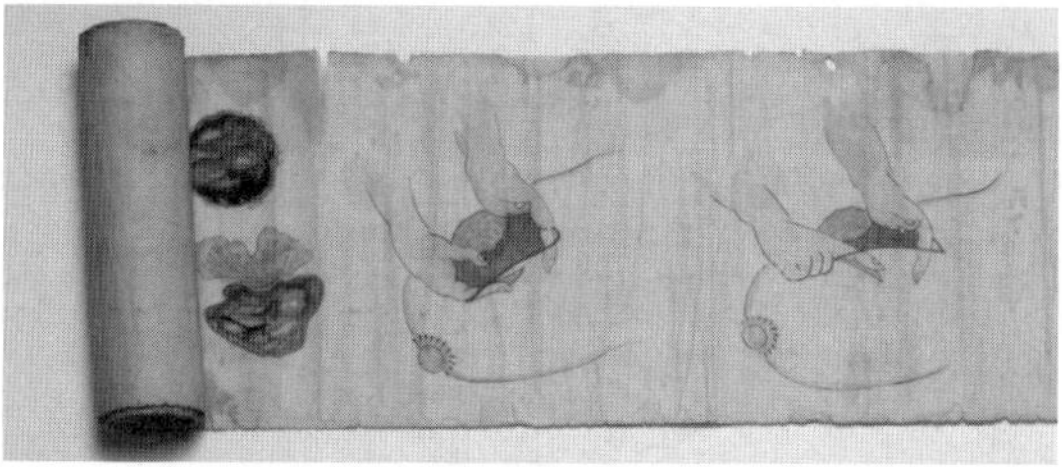

手術後の患者の平均生存期間は2、3年だったようですが、当時は乳がんの早期発見が難しく、患者の大部分が進行乳がんでした。これを考えると青洲の手術成績は目をみはるものでした。

「華岡流手術図」内藤記念くすり博物館所蔵

犬や猫を使った動物実験を慎重に繰り返し、およその見当をつけたうえで、妻と母の協力を得て人の体で試験を開始しました。青洲とその家族の苦労は有吉佐和子の小説『華岡青洲の妻』に描かれ、広く知られています。

麻酔薬の完成と手術の成功もさることながら、見逃せないのは、青洲がいまの時代に法の規制のもとで行われる薬の開発と同じ手順をふんで研究を進めたことです。

現代では薬の候補となる物質を見つけると、実験室で育てた細胞や、動物を使って効果と安全性を確かめます。続いて、まず健康な人、次いで患者さんの順で、人での効果と安全性の試験に進みます。薬の種類にもよりますが、新しい薬が正式な認可を得るまでには巨額の費用と10年から20年近い年月がかかります。

青洲は、当時世界のどこでも行われていなかった現代式の手順に沿って、ただ一人で開発を成しとげました。麻酔薬の他に、気持ちを落ち着かせる作用のある漢方薬や、術後に目ざめやすくする漢方薬を組み合わせて使用したことも、有効で安全な麻酔の実施に役立ったと考えられます。

現代の麻酔学では、麻酔薬と一緒に他の薬を使うのは常識になっています。しかし、この方法が西洋で普及したのは、全身麻酔が始まって、さらに50年後のことでした。

この歴史的な偉業の原動力が青洲自身の知性と超人的な努力だったことは言うまでもありませんが、地方で暮らす医師が時代を先取りする科学的な研究姿勢を身につけ、多数の薬を使いこなしていたことは、江戸という時代と、それまでに築かれた日本の医術の底力を感じさせます。

青洲の功績をたたえ、日本麻酔科学会はチョウセンアサガオをあしらったロゴマークを使用しています。図25の下がそうです。チョウセンアサガオに近い仲間に、近年、庭木としてよく見かけるエンゼルズトランペットがあります。

図 25 ◉チョウセンアサガオとエンゼルズトランペット

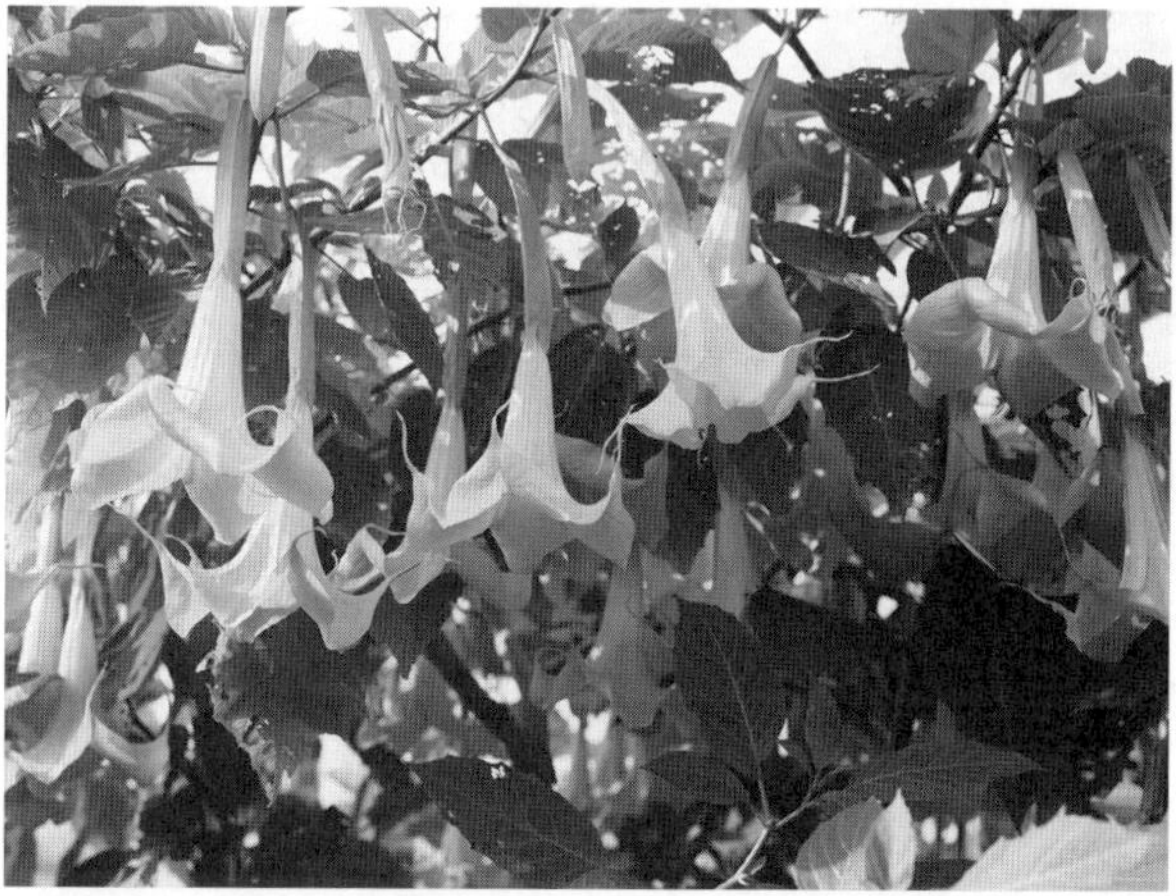

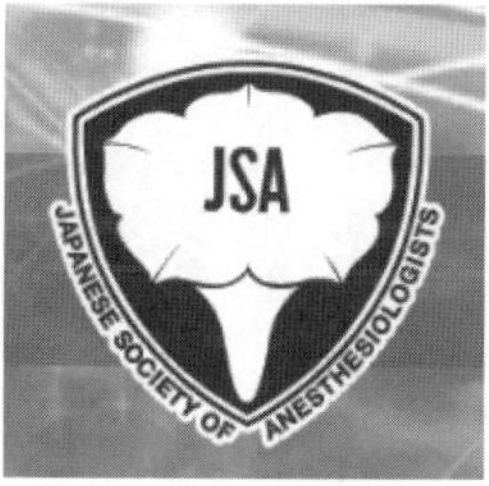

日本麻酔科学会のロゴになっているチョウセンアサガオ（左）は花が上向きに咲くのに対し、近縁種のエンゼルズトランペット（上）は下向きに咲きます。どちらもナス科の植物で、夏から初秋に巨大な朝顔のような花をたくさんつけます。

アフロ、日本麻酔科学会より

グルメブームを支えた識字率

江戸時代後期になると、江戸市中には料理屋が軒をつらね、現代のミシュラン顔負けのランキング本やグルメガイドが次々に作られました。ランキングは例によって相撲の番付スタイルで、高級店に混じって鮨屋、蕎麦屋、鰻屋、和菓子屋もしのぎを削りました。まさに飽食の時代です。鰻屋のランキングには221店が掲載され、今なお、のれんを守る店もあるそうです。

砂糖を海外からの輸入に頼っていた時代には、砂糖1キログラムが現在の価値で5000円まで高騰したこともありました。ところが、ここで大変な事態が起こります。輸入品の支払にもちいていた金と銀の生産が減ったために、高価な砂糖を輸入できなくなってしまったのです。江戸時代なかばまで日本はとくに銀の生産量が多く、一時は世界全体の3分の1におよぶほどでした。

この事態を受けて、8代将軍吉宗は国内でのサトウキビの栽培を奨励しました。国産化の成功と流通経路の整備によって砂糖の価格は次第に下がり、やがて庶民も日常的に口にできるようになりました。

道明寺粉を使う桜餅、米粉を使う落雁、白玉、葛菓子、きんとん、求肥などが次々に発明され、おこし、せんべいも各地で作られました。香川県と徳島県の一部でだけ製造されている和三盆《わさんぼん》糖は、さらっとした口どけと上品な風味から砂糖の最高級品とされています。

人の集まるところには、楽器を鳴らしたり、面白おかしい口上を述べたりしながら飴細工を売る職人があらわれました。江戸の飴職人は丸めた水飴を葦《あし》の先につけてふくらませ、ピンセットの形をした和鋏を使って鳥や動物など、さまざまな形を作りました。

調味料としての利用も広がります。現代でも、和食は中華料理やフランス料理とくらべて砂糖を多く使うことが知られています。

煮物、和え物、酢の物だけでなく、ちらし寿司から卵焼きにいたるまで、ほんの少し砂糖を入れるだけで豊かなコクが生まれます。そのうえ、食品がいたみにくくなり、寿司飯や餅の柔らかさを保ち、肉を柔らかくする効果もあります。

これに先立つ江戸時代中期に、『豆腐百珍』という料理本がベストセラーになりました。豆腐の調理法を100通り紹介したもので、これに続いて、鯛、卵、コンニャク、サツマイモ、大根などを素材とした「百珍もの」が次々に出版されています。

グルメ番付やベストセラーが生まれたのは庶民も文字が読めたからです。江戸時代の中期以降、寺子屋が普及し、男の子だけでなく女の子も通学しました。正確にいうと、「寺子屋」は上方での呼び名で、江戸では「手習い」とか「手跡指南《しゅせき》」などと言っていたようですが、ここでは、わかりやすさを優先して「寺子屋」と書くことにします。

寺子屋で学ぶ生徒の４人に１人が女の子だったといわれ、江戸をはじめとする都市部では女性の師匠も少なくなかったそうです。

江戸時代後期の文化・文政時代には江戸を中心とする町人文化が花開き、十返舎一九、滝沢馬琴、鶴屋南北らの作品が庶民を熱狂させました。こういう文化は同じ時代の西洋ではほとんど見られなかったといわれています。ヨーロッパは階級社会で、一部のエリートをのぞくと、庶民はあまり読み書きできなかったからです。

飛脚が運んだはやり風邪

豆腐と大根はもともと人気の食材だったようで、白米と合わせて江戸三白と呼ばれていました。確かに、どれも白い色をしていますね。鯛と白魚を加えて五白ということもありました。

白魚は体長10センチくらいで、体がほとんど透きとおっています。隅田川の河口が名産で、四手網ですくって獲っていました。高価な食材でしたが、網で一緒に獲れる小魚やエビ、貝で作った佃煮は庶民のおかずとして広く親しまれました。

さて、この時代にもう一つ、人々を苦しめたのがインフルエンザです。古墳時代の終わりにあたる862年に咳逆《しわぶき》の名で初めて記録にあらわれ、平安時代の『医心方』にも咳逆とか咳逆疫《しわぶきやみ》と記載されています。

江戸時代中期から幕末までの約170年間に江戸では流行が25回起きており、なかでも1716年の流行では1ヵ月で8万人以上が死亡しました。このころの日本の人口は3000万人程度と推計されていますから、現代でいうと24万人が亡くなった計算です。

世界的な大流行が起きると、2回に1回くらいの割合で日本でもインフルエンザが猛威をふるいました。鎖国していたはずの日本に、どうやってウイルスが侵入したのでしょうか？

鎖国というと国を閉ざしていたイメージがありますが、鎖国する前とくらべて貿易はむしろ活発になり、しかも年々拡大していたそうです。

幕府が海外との窓口を限定したのは、人と物の出入りを管理する一方で、海外からの情報を幕府に集約させるためだったという指摘もあり、もしそうなら、「閉じこもる」

どころか、したたかな政策だったことになります。

けれども、輸入品が大量に出回れば、品物に付着したウイルスがそれだけ国内にばらまかれます。この時代の人も、「飛脚がはやり風邪を運んで来る」ことは知っていたようです。

江戸っ子たちは大規模な流行が起きるとインフルエンザに「あだ名」をつけました。

1776年の流行は「お駒風」、1784年は「谷風」、他に「ネンコロ風」「ダンボウ風」「琉球風」などです。お駒は当時大人気だった浄瑠璃のヒロインの名前で、谷風は優勝21回、63連勝の記録を持ち、のちに第4代横綱になった大力士のこと。ネンコロとダンボウは小唄の曲名とおはやしに由来します。

1784年の流行に谷風の名がついたのは、谷風関がこのときインフルエンザに感染したからではありません。無敵の強さを誇り、「俺が倒れているのを見たかったら、はやり風邪にかかって寝ているときに来い」と言ったからと伝えられています。

ところが、谷風関はその11年後に本当にインフルエンザにかかり、現役のまま亡くなってしまいます。普段は柔和で温厚な力士だったそうですから、「寝ているときに来い」は相撲を盛り上げるための軽口だったのでしょう。

けれども、日本には古代から、言葉には霊力があり、口にしたことは現実になるとする「言霊《ことだま》」という思想があります。めったなことは口にしないほうがよさそうです。

「食べ過ぎると寿命が縮むよ」

解剖が日本でも行われるようになると、庶民にも科学的な知識が徐々に広がりました。その助けとなったのが浮世絵です。

現代では芸術作品ととらえられている浮世絵ですが、江戸の人たちにとっては情報を伝えるパンフレットのようなものでした。ときには教科書であり、「市政だより」であり、芝居の興業チラシであり、大事件を伝える新聞であったので、人々は絵をながめるだけでなく周囲に書かれた文字をしっかり読みました。

先に見た「麻疹能毒養生辨」は、はしかの流行に対する心構えを説いたものですし、昔話を題材とする子ども向けの浮世絵なども多数作られたようです。

ペリー来航間近の1850年に出た浮世絵に、図26の『飲食養生鑑《いんしょくようじょうかがみ》』があります。座敷で酒を飲んでいる男性の体が透明になっていて、臓器が描かれています。体内には小びとが大勢おり、食べたものを一生懸命消化しながら、臓器の役割をわかりやすく説明しています。

胃にいる小びとたちは、「食事も飲酒も、今の6割くらいに抑えるべきだ。そうでないと寿命が縮むよ」と食べ過ぎをいさめています。肺の小びとは、うちわであおいで息を出し入れしながら、「うちわの骨も、こちらの骨も折れそうだ。ちょっとは休もうぜ」と、ぼやいています。

心臓には奉行のような小びとがいて、「心臓はもっとも大切な臓器ゆえ、よく吟味して、とどこおりなく機能させねばならぬが、乱暴が多くて困るな」と言うと、部下が「さようでございます」と答えます。健康などお構いなしに心臓に負担をかけることを嘆いているのです。アイデアも構図も面白く、漫画のはしりのようです。

このような科学読みものというべき浮世絵は、体の構造、働き、命について人々の理解を深める役割を果たしました。

人の体はみな同じ

『飲食養生鑑』の冒頭にはこう書かれています。「身分の高い者も低い者も、賢い者も、おろかな者も、みな体内はこうなっている」。体のしくみは誰でも同じだ、ということ

図 26 ◉ 『飲食養生鑑《いんしょくようじょうかがみ》』

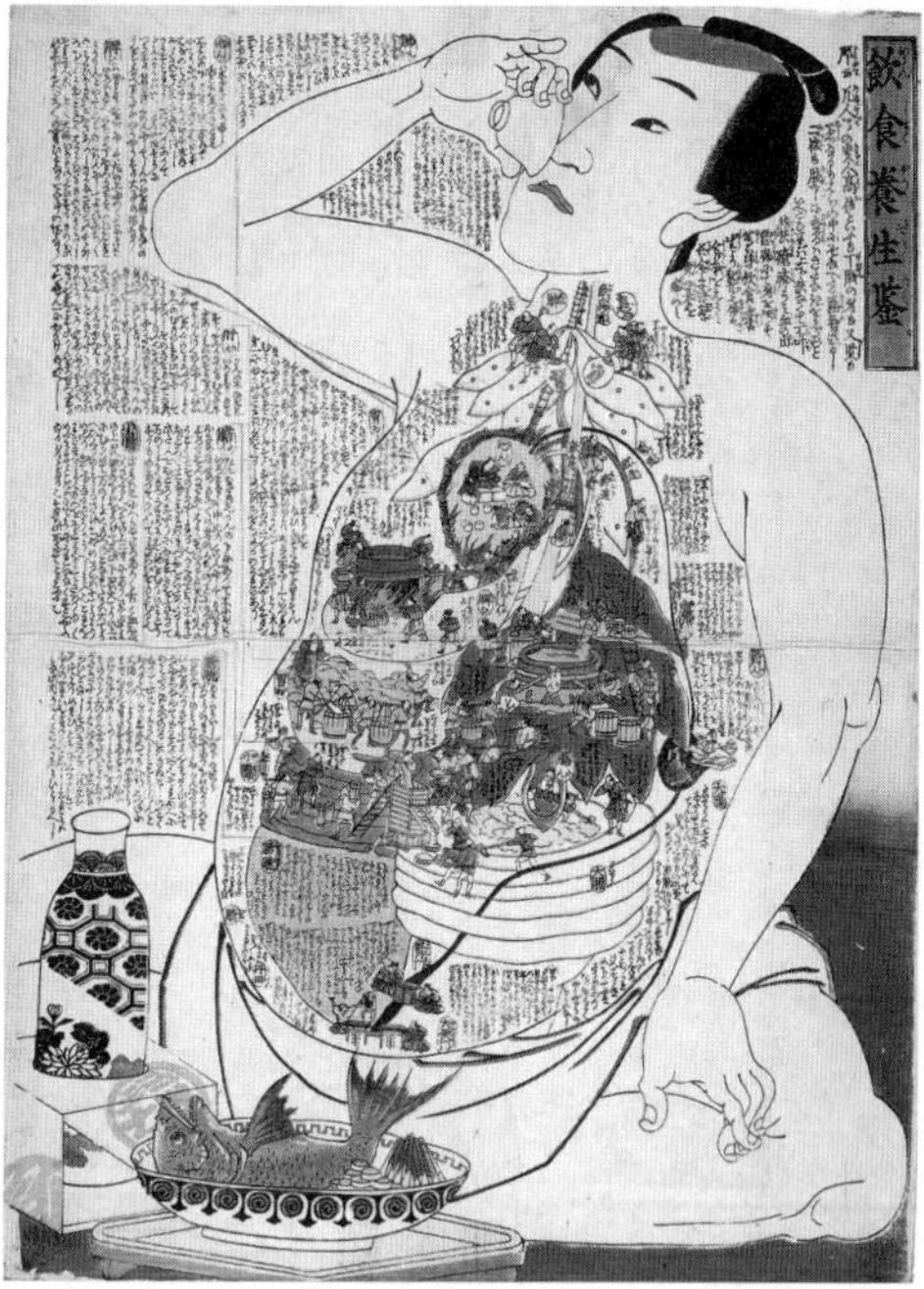

体内の臓器が解剖図のように描かれています。江戸時代後期に活躍した歌川国貞の作品で、臓器の構造は昔ながらの大陸の五臓六腑説をもとにしています。

内藤記念くすり博物館所蔵

です。

家柄を優先する封建制度は江戸幕府の大きな柱の一つでした。しかし、士農工商として知られる江戸の身分制度はヨーロッパの階級社会とは根本的に違っていました。武士は別として、農、工、商に上下関係はなく、豊かな農民もいれば生活苦にあえぐ武士もいたのです。

この傾向は時代が進むにつれて強まり、裕福な農民や商人のなかには金で武士の地位を買う者すらあらわれました。江戸時代後期に『南総里見八犬伝』を書いた滝沢馬琴は孫を武士にしていますし、幕末から明治にかけて活躍した勝海舟の曾祖父は、農民の生まれでありながら大金持ちになり、海舟の祖父を武士にしています。

こんな社会状況において、人の体はみな同じという事実は自然に受け入れられたことでしょう。封建社会の崩壊とともに、江戸幕府は終わりを迎えようとしていました。

1858年、日米修好通商条約が結ばれ、日本は開国します。それと前後して、とんでもない病気が入ってきました。弥生時代に稲作とともに侵入したのは結核でしたが、今回はコレラが上陸したのです。

コレラ菌に感染すると、一日に10リットルから数十リットルもの便が出る激しい下痢が起き、脱水状態におちいります。とくに、当時世界中で流行したタイプのコレラは病気の進行が速く、2、3日で死亡することもあったため、「三日ころり」と呼ばれました。

日米修好通商条約が調印される直前に日本にコレラをもたらしたのは、大陸経由で長崎にやって来たアメリカ船でした。あっという間に感染が広がって、1ヵ月後には江戸におよんでいます。江戸の町には死者があふれ、火葬場には棺が山と積まれました。

浮世絵集『東海道五拾三次』の作者で、以前は安藤広重と記載されていた歌川広重もこのときコレラの犠牲になったようです。

コレラの流行はその後も繰り返し起こり、明治13年までに16万8000人がコレラを発症し、10万人が亡くなったと推計されています。

火葬は仏教とともに日本に伝わったとされ、701年に制定された大宝律令は火葬を奨励しています。仏教では火葬を荼毘《だび》といい、お釈迦様が荼毘にふされたことから、位の高い貴族や豪族のあいだで火葬の習慣が広がりました。

庶民への普及は遅く、江戸時代になっても土葬が大部分だったようですが、疫病の流行で多くの人が亡くなると土葬が間に合いません。やむなく火葬にしたのでしょう。

感染症の蔓延を防ぐ意味からも火葬のほうが望ましく、明治時代になると、伝染病で亡くなった人は火葬にするよう、自治体に義務づける法律が制定されます。

このころ、すでにヨーロッパでは、コレラ菌に汚染された水が感染源であることが知られていました。来日していたオランダ人医師らは、生水、生ものの摂取を禁じるなどの予防法を長崎奉行に伝え、実際にコレラの発症数を抑えるのに成功しています。

このときの経験は、のちの明治政府による伝染病予防法の成立に生かされます。また、西洋の蘭方医学のほうが大陸の伝統医学よりすぐれている、これからは西洋に学ぶべきだ、という声が強まるきっかけになりました。

第5章

和食を科学する時代が始まった

～明治時代、大正時代

西洋医学に舵を切った明治政府

1868年に発足した明治政府は、西洋を手本とする近代化政策に着手します。医学分野においても西洋医学中心に大きく舵を切りますが、この流れはすでに江戸時代に始まっていました。

江戸時代中期から後期になると、西洋医学、当時の蘭方医学を熱心に研究する医師が増えました。といっても従来の漢方医学を軽んじたわけではなく、多くの医師が蘭方医学と漢方医学を組み合わせて治療を行っていました。また、幕府は幕末ごろから多くの人材を西洋に留学させていたため、明治政府はこの政策を引き継いだことになります。

西洋のなかでも医学、薬学がとくに進んでいたのがドイツでした。新政府は明治4(1871)年にはドイツ人を教授に迎え、ドイツ語だけを用いる西洋医学教育を開始しています。

また、それまでは医師になれるかどうかは師匠が判断していましたが、明治8(1875)年に医師国家試験が始まりました。医師は西洋医学を学ぶことが義務づけられ、その3年後には、ほとんどの府県に医学校をそなえた公立病院が設置されています。

僧の姿をした医師の姿はもうありません。明治42(1909)年に新聞に掲載された連載記事「当世医者気質」には、フロックコートに赤い色の入ったネクタイをしめ、縞模様のズボンをはき、八の字ひげをピンと立てて、往診鞄をさげた医師が出てきます。

フロックコートはタキシードのすそを長くしたような礼服のことで、すっかり洋風化されたハイカラなかっこうをしていたことがわかります。往診鞄に入っていたのは聴診器と体温計で、明治後期になると注射器も加わりました。白衣を着て診察するようになるのは大正時代に入ってからです。

当初は、すでに医師の仕事をしていた人に限り、無試験で「漢方医」と名乗ることが許されました。正式に西洋医学を学んで医師国家試験に合格した医師5200人に対して、漢方医が2万3000人いたという記録があります。政府が西洋医学を採用したといっても、西洋医学の試験を受けていない漢方医のほうがはるかに多かったのです。

それが明治28（1895）年になると、西洋医学の免許を持たない漢方医は医療をほどこすことができなくなりました。めまぐるしい変化に医師も患者もとまどったでしょうが、それ以上に損失だったのは、日本の風土と日本人の体に合わせて発展してきた漢方医学が近代医学の本流からはずされたことです。

非科学的で遅れた医術とみなされたのでしょう。しかし、これによる弊害は100年後の今も尾を引き、公的な医学教育においては、「日本人のための医学」という視点から講義が行われることはめったにないのが実情です。

国家百年の計は健康にあり

明治政府が健康国家建設の柱としたのが感染症対策と食生活の改善です。明治に入ると内務省総務局が戸籍を管理し、衛生局年報に死因が記載されるようになりました。明治19(1886)年の記録を見てみましょう。当時の日本の総人口は約3850万人で、この年、94万人が亡くなっています。

またもやコレラが大流行したため最大の死因はコレラで、死者は11万人にのぼりました。これに天然痘、腸チフス、赤痢などを合わせた感染症全体で18万人が亡くなっています。次いで栄養不良と発達障害が14万人、神経の病気、結核など呼吸器の病気、伝染性の胃腸炎を含む消化器病の順でした。

コレラの流行がなかったとしても、死因のかなりの部分を感染症が占めていたことがわかります。その大半が生まれてまもない子どもたちでした。明治時代から大正時代にかけては、生まれた子ども100人のうち15人が1歳になる前に亡くなっていました。

図 27 ◉日本人のおもな死因の移り変わり

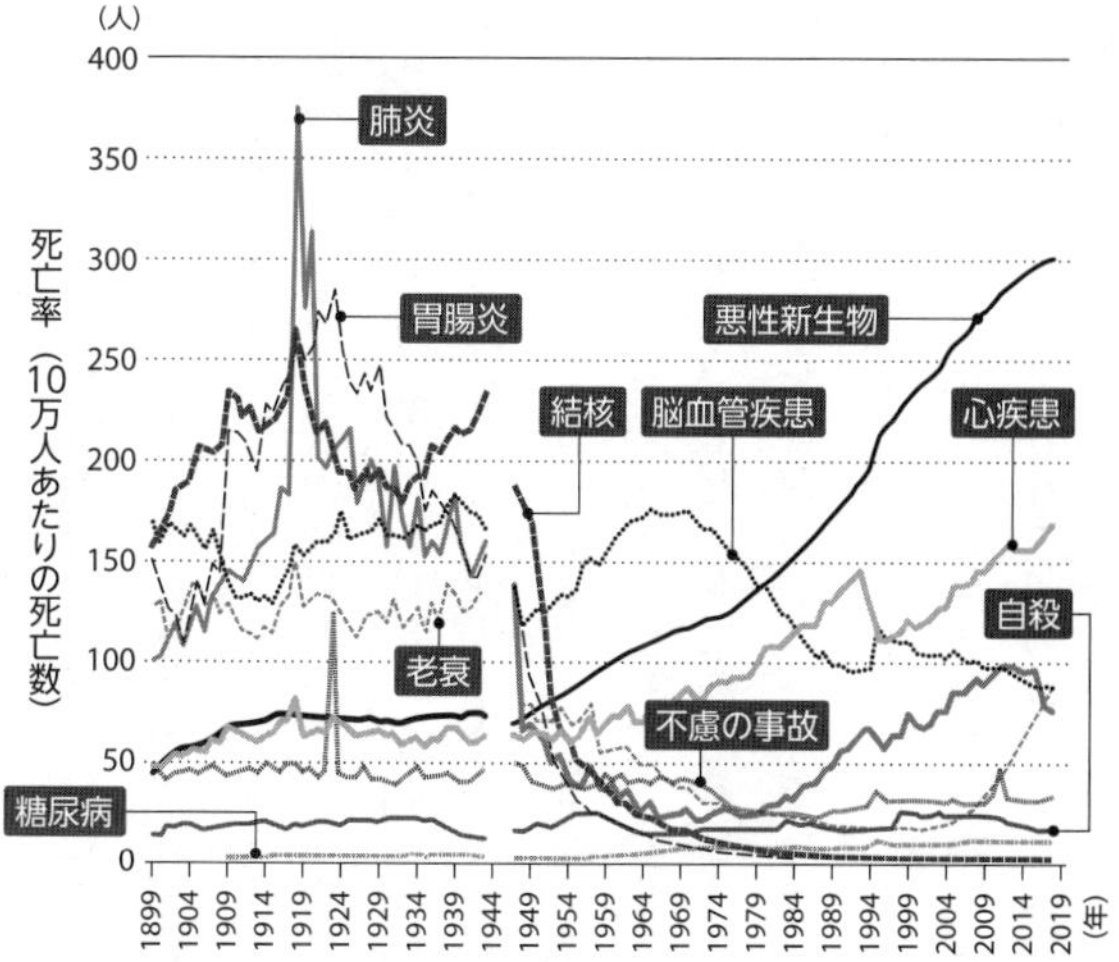

感染症は終戦後まで死因の上位を占めていました。その後は脳血管疾患、続いて悪性新生物（がん）、心臓病など、生活習慣ならびに加齢と関連する病気による死亡が増えています。

厚生労働省「人口動態統計」より

図27は、死因ごとの死亡率の変化をグラフにしたものです。これを見ると一目瞭然、肺炎、胃腸炎、結核に代表される感染症が長らく死因の上位を占めていますね。

1918（大正7）年から1920（大正9）年にかけて肺炎が突出しているのは、当時スペイン風邪と呼ばれたインフルエンザの流行によるものです。流行はアメリカで始まり、そのころ第一次世界大戦の戦場となっていたヨーロッパ各地に広がりました。

自国でインフルエンザが発生していることを相手国に知られると不利になるため、交戦中の国は発生を隠していたそうですが、中立国だったスペインの報道で世界に伝わり、ここから「スペイン風邪」の名がつきました。世界の人口が20億人だった時代に6億人が感染したという、まさに空前絶後の大流行でした。

日本では全人口のおよそ40パーセントにあたる2300万人が発症し、38万人が死亡したと記録されています。子どもや高齢者だけでなく、20代～30代の若い人たちの死亡率も高かったのがスペイン風邪の特徴でした。

明治政府は西洋諸国にならい、伝染病予防法、海港検疫法、汚物掃除法などを次々に成立させました。明治19（1886）年のコレラの大流行を受け、東京市は近代的な上水道の整備に取り組みます。

明治31（1898）年に一部地域で通水が始まるやいなや、汚染された水を使うことで感染が広がるコレラ、赤痢、腸チフスなどが大幅に減少しました。明治44（1911）年には東京市全域で上水道が完備されています。

その一方で政府が頭を悩ませたのが国民の衛生教育でした。

日本人は清潔好きといわれています。日本には古くから、けがれを水に流すという考えかたがあり、神様のもとに出向くときは水で体を清めるのがならわしでした。現在も神社に行くと、おまいりする前に手水舎《ちょうずや》で手と口をすすぐのはそのなごりです。こうして日常生活でも清潔を心がけるようになったと考えられ、江戸時代には入浴も養生法の一つとして重視されました。

しかし、衛生に関する科学的な知識は不十分なままでした。衛生教育の大切さを痛感した明治政府は、日本の気候と日本人の生活習慣に合わせた衛生教育を次々に考案し、実施しました。

衛生唱歌で感染症を追い払う

その一つが衛生唱歌です。この時代には、郵便貯金唱歌、地理唱歌、火の用心の歌、国勢調査の歌など、知識の普及を目的とする歌が多数作られました。どれも歌いやすいメロディーと七五調の歌詞にのせて、口ずさむうちに自然に知識が身につくようにできていました。

このうち、今もよく知られているのが「汽笛一声新橋を」で始まる鉄道唱歌でしょう。日本で最初の鉄道は、明治5（1872）年に東京の新橋と神奈川の横浜のあいだで開通しました。建設のための資金や技術、車両、線路から枕木、燃料の石炭まで、すべてイギリスから調達したそうです。

その後、全国各地で鉄道がしかれ、明治18（1885）年には宇都宮駅でおにぎり弁当が売り出されました。おにぎりにたくあんを添えて竹の皮で包んだもので、一食5銭でした。

現在も銀座に店をかまえるアンパン屋さんの製品が明治38年に一個1銭、蕎麦一杯が2銭で食べられたといいますから、1銭を200円程度と考えると、おにぎり弁当は一食1000円になります。安くはありませんが、それでも売れたのは、当時鉄道を利用するのは仕事で移動する人か、生活に余裕のある人だったからでしょう。

衛生唱歌はいくつかあって、明治45（1912）年に発表された「夏季衛生唱歌」には、夏の食生活や健康についての具体的な教訓が盛り込まれています。

・梅の実黄ばむ時はきぬ　カビの生えるはこの時ぞ
（6月に入って梅の実が黄色く熟し始めるころはカビが生えやすいから気をつけろ）

・すべて飲み食いしたものが　あとで悪いと気付いたら　指を差し入れ吐き出して　あとを塩湯でよく洗え
（悪いものを食べてしまったら口に指を入れて吐き出し、塩を溶かした湯でうがいしなさい）

別の衛生唱歌には天然痘の予防接種が出てきます。

・疱瘡はやらば種痘せよ　はやらずとても怠らず　6年目には試みよ

天然痘に一度かかると二度とかからないことは古くから知られており、わざと軽く天然痘に感染させることで、重い天然痘を発症しないようにできないものかと、日本でも西洋でも医師らが開発に取り組んできました。

18世紀末、ついにイギリスのジェンナーが牛の天然痘を利用する安全な接種法を開発し、日本でも幕末にあたる1849年の暮れに全国で接種が始まりました。導入が半世紀遅れたのは、冷蔵技術が発達していなかったために、新鮮なワクチンを日本まで輸送するのが困難だったからです。

図28はワクチンの摂取を呼びかける浮世絵チラシです。牛痘児という子どもが牛の背中に乗り、天然痘の病魔を追い払う様子が描かれています。これは効きそうです。

明治6（1873）年になると天然痘の予防接種が義務づけられ、ようやく天然痘による死亡数が減少し始めます。1000年以上におよぶ長い苦闘をへて、明治41（1908）年を最後に大きな流行は見られなくなりました。

明治天皇、肉を召し上がる

明治時代のなかばまで、ほとんどの医療機器が西洋からの輸入品でした。ドイツ製の顕微鏡となれば、当時の開業医の年収が半分吹き飛ぶほど高価だったようです。そのため明治時代の初期には東京全体で顕微鏡が4台しかありませんでした。

それでも明治中期になると、半年で170台売れたという記録があらわれます。それ

図 28 ◉天然痘ワクチン接種で子どもを守れ

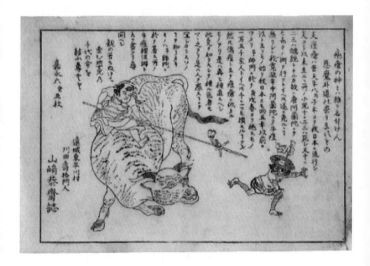

牛痘児に追われた天然痘の神様が、逃げるついでに子どもを一人連れ去ろうとしています。チラシには、大切な子どもを守りたければ接種を受けさせなさいと書かれています。

内藤記念くすり博物館所蔵

どころか明治30（1897）年には、国内で顕微鏡を使って研究していた志賀潔が赤痢の原因菌を発見し、ドイツの医学雑誌に掲載されて大ニュースになりました。赤痢菌の正式名称シゲラは「志賀」にちなんでつけられたものです。

続く明治33（1900）年にはガラス製の国産の注射器が、明治42（1909）年には同じく国産の医療用X線撮影装置が完成し、販売が開始されています。日本人はもともと手先が器用なのに加えて、江戸時代の精密なからくり仕掛けが示すように、複雑な機械のしくみと構造を理解するだけの工学的な知識を持っていたからでしょう。

X線撮影装置の登場で、当時もっとも期待されたのが結核の早期発見でした。近代化によって大規模な工場が次々に建てられ、大勢が一緒に働くようになると、そこで結核が繰り返し発生したのです。明治15（1882）年には東京だけで2300人以上が結核で亡くなり、国民病、亡国病とおそれられました。

結核をはじめとする感染症を抑え込むのが難しかったのは、治療法がなかったからだけでなく、栄養バランスに問題があったからです。明治時代のカロリーの総摂取量は平均2500～3000キロカロリーとされ、現代と大きくは変わりません。しかし、ご飯のわりにおかずが少なく、動物性蛋白質と脂肪の摂取量はわずかでした。

貝原益軒が『養生訓』で、「日本人は大陸の人とくらべて胃腸が弱いので、肉は一食につき一切れ食べれば十分だ」と述べたように、脂肪の摂取量が少ないことにはメリットもあります。

おなかの脂肪、正確には内臓脂肪がたまりにくくなるので、かつての日本では糖尿病、動脈硬化などの生活習慣病や、大腸がん、乳がんなど、内臓脂肪の蓄積と関係が深い病気の発症率がきわめて低かったのです。

しかし、肉の脂もある程度は必要です。とくに、血管を強くし、感染症に対する抵抗力をつけるのに欠かせませんが、日本人はこれがちょっと少な過ぎました。古代から受け継がれてきた食養生を近代化して、さらに良いものにするために、まず注目されたのが肉でした。

大きな転機がおとずれたのは明治5（1872）年です。突然、こんな報道がありました。

「宮中は肉食をずっと避けてきたが、天皇は前年の暮れに肉を召し上がり、これからは宮中で肉を食べると定められた」

国民の動揺をおそれてか、報道されたのは天皇が肉を召し上がったとされる日付の約

1ヵ月後だったそうです。実際には、明治天皇はもう少し前から西洋料理を食べ、牛乳も飲まれていました。ナイフとフォークの使いかたを習われたのは報道の翌年だったようですから、当初は箸を使われたのかもしれません。

庶民には受け入れられなかった牛鍋

宮中で肉食が解禁されたのを受けて、上流階級や知識人のあいだで牛肉が文明開化の象徴ともてはやされるようになりました。明治10（1877）年の記録によると東京に牛肉屋が556軒、洋食店も10軒ほどできていたようです。

西洋人が大柄なのは肉から動物性蛋白質を豊富に摂っているからだ、という主張もあらわれました。当時の日本人の身長は現在より10センチ近く低く、男性が平均159センチ、女性が145～147センチほどでした。

第1章で書いたように、縄文時代の平均身長は男性が157センチ、女性が147センチと推測されています。1万年たっても、ほとんど変わらなかったということですね。

とはいえ、さすがに西洋人と同じ料理は受け付けなかったようで、すき焼きのルーツにあたる牛鍋が流行しました。醤油と砂糖を使って日本式にアレンジした肉料理です。

図 29 ◉牛鍋食はねば開化《ひらけ》不進奴《ぬやつ》

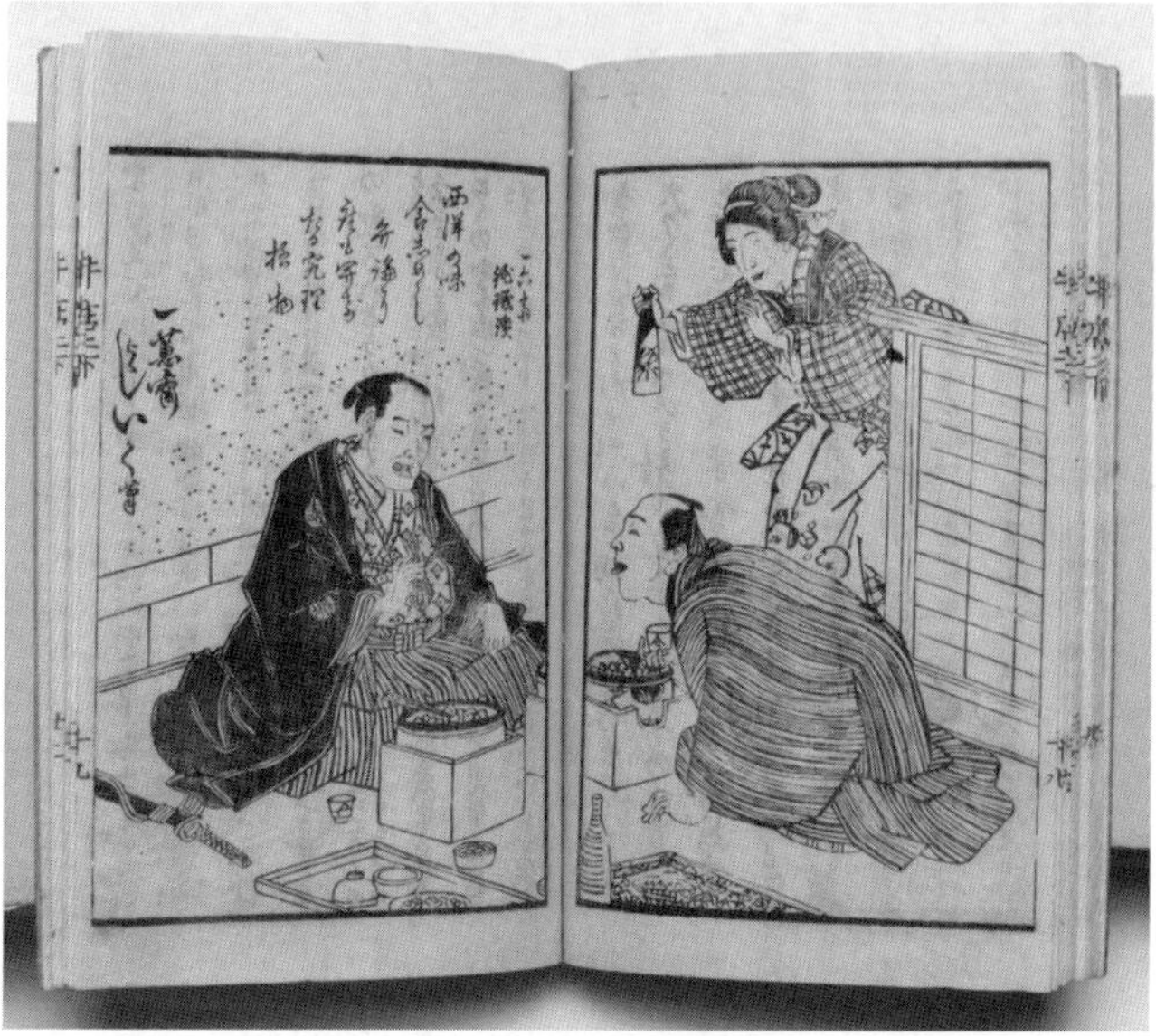

『牛店雑談安愚楽鍋』には「肉を食わない者は無教養だ」と主張する男性が出てきます。魯文は肉食を奨励しているわけではなく、深く考えずに文明開化を受け入れる風潮を皮肉っていると考えられます。

仮名垣魯文『牛店安愚楽鍋』より。一橋大学附属図書館所蔵

図29は仮名垣魯文《かながきろぶん》が書いた『牛店雑談安愚楽鍋《うしやぞうだんあぐらなべ》』の挿絵です。地方出身の武士、職人さん、駆け出しの作家、芸者さんらが、文明開化によって登場した蒸気機関車、電報、こうもり傘などにふれながら会話を繰り広げます。

ここまで見てきたように、日本人は古代から近世まで、ほぼとぎれることなく肉を食べてきました。しかし、明治時代以前には牛や馬を食べることは通常はありえず、開国してまもなく来日した西洋人は、日本国内で食用の牛肉が手に入らなかったため、中国大陸か、はるばるアメリカから取り寄せるしかなかったそうです。

江戸時代の料理本を見ても、牛肉の調理法が記載されたものはほとんどありません。わずかな例外の一つが、仙台藩を治める伊達家につかえる料理人が１７３３年にあらわした書物です。政宗以来の食道楽の伝統があるのか、ここに牛肉料理が出てきます。しかし、その横に注意事項として、「牛を食べたら物忌《い》み１５０日」と書かれていました。物忌みは平安時代に流行した陰陽道の流れをくむ神事です。しきたりを破ると災いがふりかかるとされ、これを避けるには、飲食や行動、発語を一定期間つつしんで、家にこもって心と体を清めなければなりません。

少しでも牛肉を食べたら１５０日間の物忌みが待っているとなると、わざわざ牛肉料理を作って食べた人がいるかは疑問です。

肉の調理法も違いました。料理書を多数調べた研究によると、江戸時代には小さな鍋を火鉢で温めて、そこに野菜やキノコと一緒に肉を入れてスープや煮物にすることが多かったようです。焼いた肉を銘々皿に盛って食べたり、鳥の肉を小さな肉団子にして雑炊に入れたりすることもありました。現代の旅館の夕食で出てくる上品なおかずのイメージです。

これに対して明治時代の牛鍋は、鉄鍋に1人あたり200グラムの牛肉を4人分入れて焼き、ぐつぐつ煮込みました。現代のような薄切りではなく厚切りです。東京に初めて牛鍋屋が開店したころは、牛脂の焦げる猛烈なにおいに耐えられず、通行人が目と鼻を押さえて走り去ったという記録があります。

「健康のために肉をもっと食べるべきだ」といわれても、大部分の一般庶民にとって、牛鍋はハードルが高すぎたと思われます。

現代人のほうが魚を多く食べている？

牛乳が普及するのにはもっと時間がかかりました。においを嫌がる人が多かったうえに、牛肉以上に高価でした。1855年に来日した初代駐日領事のハリスも牛乳の入手に苦労した一人です。日本人の使用人が牛乳を探し出し、竹筒に入れて持ち帰りましたが、約1・8リットルで当時の米俵3俵分、約4万円もしたようです。

このころには西洋料理の作りかたを紹介する雑誌も登場し、朝食のメニューとして「パンあるいはビスケット、バター、半熟卵、コールドミート、ミルクティー」を提案しています。明治20（1887）年ごろには蕎麦2杯分の価格でコーヒーを提供する店もあらわれました。蕎麦一杯を400円とすると、コーヒー一杯が800円くらいでしょうか。

明治20年代に入ると女学校で食に関する教育が始まります。記録によると、高知県のある女学校では、にぎり寿司やちらし寿司とならんで、「おむれつ」「びふかつれつ」などの西洋料理の授業がありました。なかなかおしゃれですね。

とはいえ、この時代に女学校に進学したのは上流階級か裕福な資産家の令嬢ばかりです。やはり洋食の普及は限定的なものであり、庶民の日常の食事は明治時代以前と大きく変わることはありませんでした。この時代も、体を使う職人さんなどは米を一日5合食べていたそうです。

福沢諭吉はこの現状をなげき、こう書いています。

「鳥獣、魚類、牛乳、卵は栄養豊富だが、芋、大根、青菜、米のたぐいは栄養が少ない。ひじき、油揚げ、カボチャなどをたくさん食べたところで体は大きくならない」「牛乳の摂取を心がければ難しい病気も治り、健康で長生きできる」

諭吉は、この手の広告文を洋食店や牛乳メーカーのために多数書き、文明開化の音頭を取りました。西洋料理はすばらしいと信じていたのは確かだとしても、それなりの宣伝料を受け取っていたでしょうから、ビジネスと割り切る気持ちもあったかもしれません。

それはさておき、栄養のバランスを大正時代初めと現代で比較してみましょう。図30を見てください。これは、おもな食品の1人一日あたりの供給量を時代を追って調べたグラフです。大正時代前期にあたる1910年代の人は、米を現代人の2倍以上、芋類も3倍多く食べています。野菜は変動が大きいものの、結果的に同じくらいです。

問題はここから。肉と乳製品が少ないのはわかるとして、意外なのは魚です。魚離れといわれる現代よりはるかに少なく、なんと約7分の1程度しか食べていません。

魚はいたみやすく、冷蔵技術と流通が発達していなかった時代には、海から離れた地域には届きにくかったと思われます。国民全体の平均で見ると、肉だけでなく魚も十分食べていなかったことで、動物性蛋白質が不足していました。

このグラフには、この先和食がたどる数奇な道のりがありありと描かれていますが、まずは時代を進め、あとで改めて調べましょう。

健康づくりは子どもから

明治22（1889）年、一部の地域で学校給食が始まりました。図31は各時代の給食を再現したものです。これによると、最初の給食の内容は、おにぎり2個、塩鮭、漬物でした。肉や卵は高価でしたし、とくに地方では人々の口になじまなかったことから魚を食べさせたと思われます。

給食の大切さが認識されたことで、大正12（1923）年には文部省が学校給食を奨励する通達を出します。この時代になると、おにぎりが五目ご飯になり、具だくさんの「栄養味噌汁」がついています。子どもたちの笑顔が目に浮かぶようです。

明治31（1898）年には学校医の制度も始まりました。全国の公立小学校に校医さんが1名ずつ配置され、身長、体重、体格、視力、聴力、貧血、歯などの健康診断を行

図 30 ◉ 食の「開国」によって和食の幅が広がった

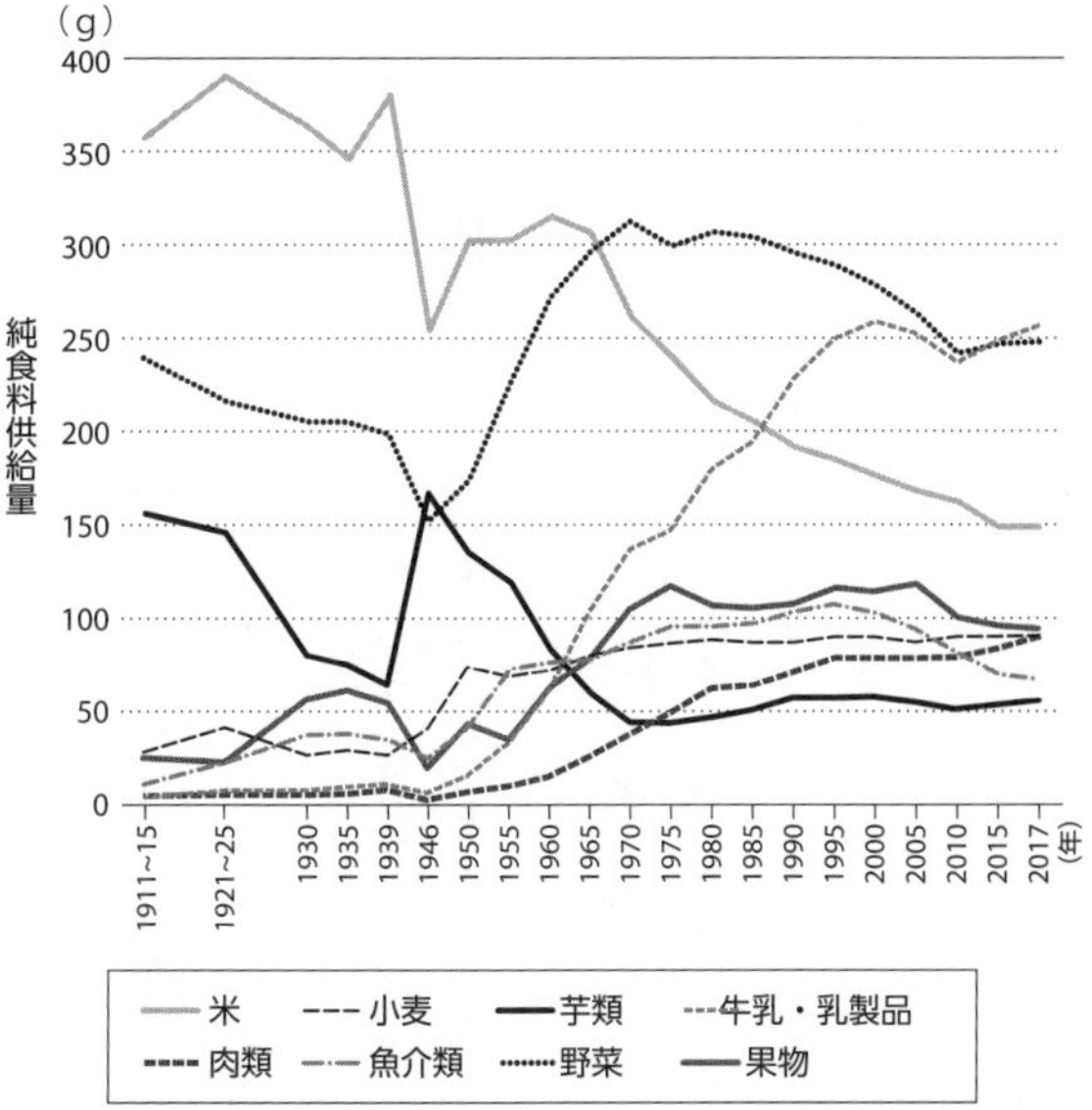

供給量は消費者の手に渡った食料の量です。食べずに捨ててしまう可能性もあるため実際に食べた量とは異なりますが、十分参考になります。食の多様化にともなう次の課題は栄養バランスの舵取りです。

（農林水産省「食料需給表」「食料需要に関する基礎統計」より改変）

いました。校医さんは月に一度は出校して、換気、室温、採光、衛生などをチェックします。

学校の衛生に関する法律も定められ、立地から運動場、校舎、教室の構造と規模、採光、暖房、水道、トイレ、使用する器具の数や作りにいたるまで、基準がこと細かに決まっていました。

大正時代に目の感染症が流行したときには学校に治療室がもうけられ、看護師が子どもの目を洗い、点眼しました。回虫をはじめとする寄生虫症、ならびにケジラミなどの皮膚病対策も強力に進められました。

しかし、小学校に上がる前の子どもを感染症から守るには、学校保健だけでは不十分です。母親たちに家庭でできる衛生法を伝え、育児の注意点をしっかり理解してもらうには、女性の識字率を一層高める必要がありました。

こうして、明治33（1900）年に公立小学校の授業料が原則無料化され、女の子もほぼ全員が小学校に通うようになりました。すると、女性の教育水準が上がるにつれて、生まれてまもなく亡くなる子どもの割合が実際に下がり始めたのです。

一連の政策を見ると、政府の着眼点のあざやかさと実行力の高さが目につきます。こ

図 31 ◉学校給食の歴史　その 1

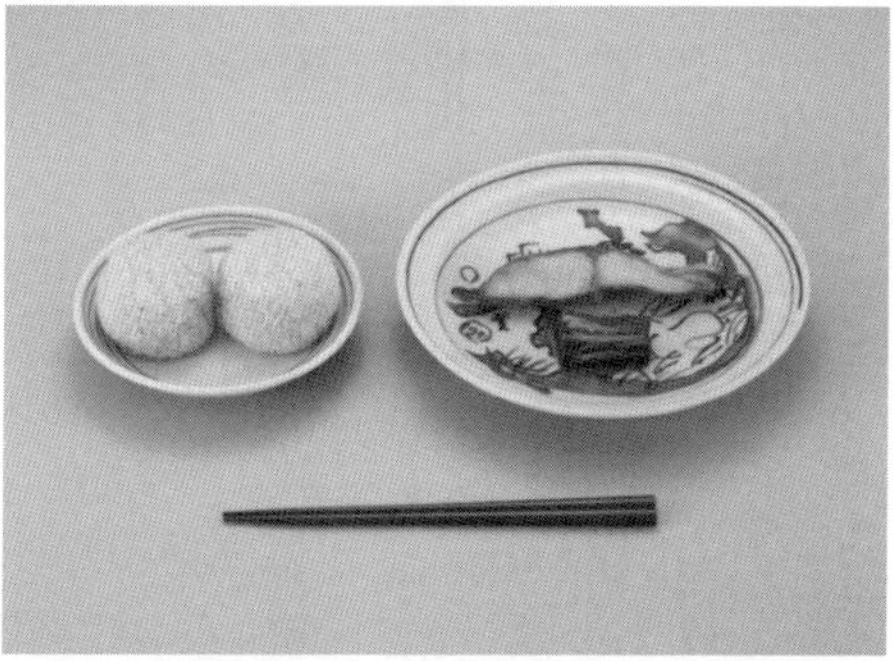

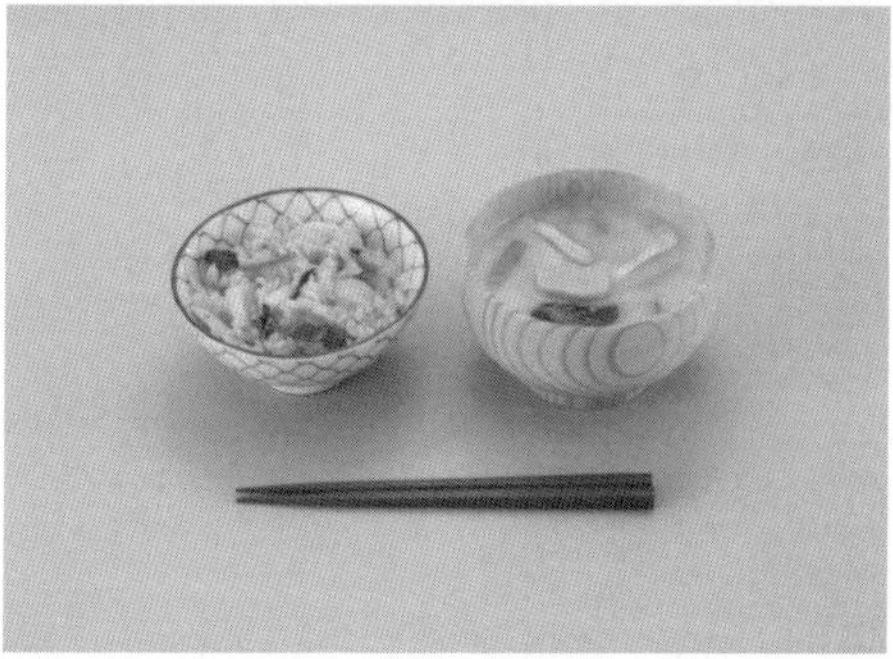

明治 22（1889）年に始まった日本初の学校給食（上）と、大正 12（1923）年に文部省が奨励した学校給食（下）。子どもに不足しがちな栄養素を補うのが目的でした。

全国学校給食会連合会による学校給食年代別レプリカ献立

れを可能にしたのは、古くは奈良時代の施薬院と悲田院、江戸時代の養生所に代表される医療政策の伝統があったこと、そして国民の側が食生活の大切さを認識していたことです。

さらに忘れてならないのは、江戸時代の寺子屋が、町人の子にも農家の子にも、男の子にも女の子にも、わけへだてなく読み書きを教えたことでしょう。このおかげで明治時代の女性たちも、ある程度の理解力をはじめからそなえていたと考えられます。

食が多様化した大正時代

大正時代に入ると、大正デモクラシーと呼ばれる自由な気風が広がり、都市部を中心に食の多様化が進みました。明治16（1883）年に1人あたり4グラムだった豚肉の年間消費量は、大正末期にあたる1925年には500グラムを超えています。

都市には洋食屋ができ、牛鍋より肉の量を減らして食べやすくしたカツレツ、カレーライス、オムレツなどを提供しました。いずれも日本人好みのご飯に合う味つけになっていて、トンカツにはご飯と味噌汁、漬け物がつき、箸で食べることができました。カレーライスやオムライスはご飯ものです。洋食といっても、いわば洋風の和食でした。

コロッケを買って持ち帰る習慣も生まれ、庶民が家庭でも洋食を食べるようになりました。国産のソース、即席カレーも作られて、牛乳やバターが身近なものになります。庶民もコーヒーや紅茶、ビールを飲み、それまで珍しかったチョコレート、キャラメル、バナナ、アスパラガス、セロリも少しずつ普及しました。

チョコレートは、当初は輸入品がほとんどで、「貯古齢糖」のように漢字で表記していたようです。甘いから「糖」という字を当てたのでしょう。大正時代にはカカオ豆を輸入して、国内でのチョコレートの一貫製造が始まりました。

当時の広告を見ると、カタカナで「ミルクチョコレート」と書かれた横に、疲労回復に有効で、最高の「文化菓子」であると記載されています。なじみのない商品を売り込むために、健康効果を旗印にしたり、プライドをくすぐったりする手法はいつの時代も変わらないようです。

それにしても、海外の料理を日常の食事にたくみに取り入れる日本人の器用さ、貪欲さは驚くばかりです。固有の料理を持たない原始的な部族や、多くの人種が行き交う商業都市を除くと、これほど柔軟に他国の料理を受け入れる国は見当たらないという指摘があるほどです。

進んだ知識、技術を持つ西洋の食文化に関心があったのは確かでしょう。しかし、同じような状況に置かれた他のアジア諸国はどうだったかというと、たとえば中華料理にもマヨネーズやカレー粉を使う料理が加わってはいます。

けれども、西洋の料理がそのまま中国の家庭料理になった例はないようです。欧米の植民地だった東南アジア各国でさえ、一般の人が家庭でフランスやイギリスの料理を作って食べる習慣が根づくことはありませんでした。

日本が諸外国の料理を取り入れることができたのは、自分たちの好みに合わせて、ときには原形をとどめないほど元の料理を修正するのに長《た》けていたからです。いわゆる和魂洋才です。

和魂洋才は明治時代にできた用語で、「和魂漢才」がもとになっています。和魂漢才とは「大陸の学問を教養として学ぶ人は、同時に日本の伝統を守り、日本社会において常識ある正しい判断ができなければならない。それでこそ教養を生かすことができる」という意味です。

平安時代中期の『源氏物語』には「和魂《やまとだましい》」「漢才《からざえ》」の二つが出てきますし、平安時代後期に成立した『今昔物語集』と、歴史物語である『大鏡』には「和魂漢才」という記載が登場します。

和魂洋才はこれにならい、「西洋の文化を学び、これと日本の文化、伝統を調和させることが大切だ」と説きます。単に「まねる」のではなく、「生かす」ということです。言われるまでもなく、日本人はこういうことがもともと得意です。文化の背骨となる長い伝統があるうえに、島国なので、他国の文化をワンクッション置いて、余裕を持って取り入れることができたからかもしれません。

食卓の民主化、ちゃぶ台の登場

大正時代には食卓の光景にも大きな変化がありました。明治時代まではめいめいお膳で食べていたのが、ちゃぶ台を囲むようになったのです。

図32は、高齢女性への聞き取り調査の結果をもとに、明治時代に主流だった箱膳と、ちゃぶ台、そして昭和時代の終戦後に増えるダイニングテーブルの使用状況の変化をグラフにしたものです。大正時代にあらわれたちゃぶ台が、昭和に入ると一気に箱膳を抜き去っていますね。

ちゃぶ台が登場した理由の一つは、水道が普及し、調理用の燃料がガスや石油に変わったことです。このおかげで家族の食事を一度に、しかも手早く作れるようになりました。当時のガス機器の広告に、「まだかいの　言下にハイと飯が出来」というものがあります。暗いうちに起きて、苦労して薪で火をおこしていた時代とくらべると夢のようです。

もう一つが、封建制度にもとづく階層意識が一層ゆるやかになったことです。先に出てきた大正デモクラシーは、政治、社会、文化の各分野で起きた民主主義的な動きをさします。

家族で囲むちゃぶ台は、座敷に箱膳を並べるのとくらべて上座、下座がはっきりしません。その意味で、ちゃぶ台もまた大正デモクラシーのあらわれであり、縄文時代に住居の中央にあった炉や、おもに地方で使われてきた囲炉裏《いろり》のように、人が集まる団らんの場になりました。

箱膳で食べていたころは、食事の最中に会話をするのを不作法とみなしていたのが、この時代になると、マナーを守っていれば話してもよいと考える人が増えたと指摘されています。親や祖父母と一緒に食事をすることで、子どもたちは生活の知恵や作法、社会のしくみについて自然に学ぶことができたでしょう。

図 32 ◉ちゃぶ台の登場

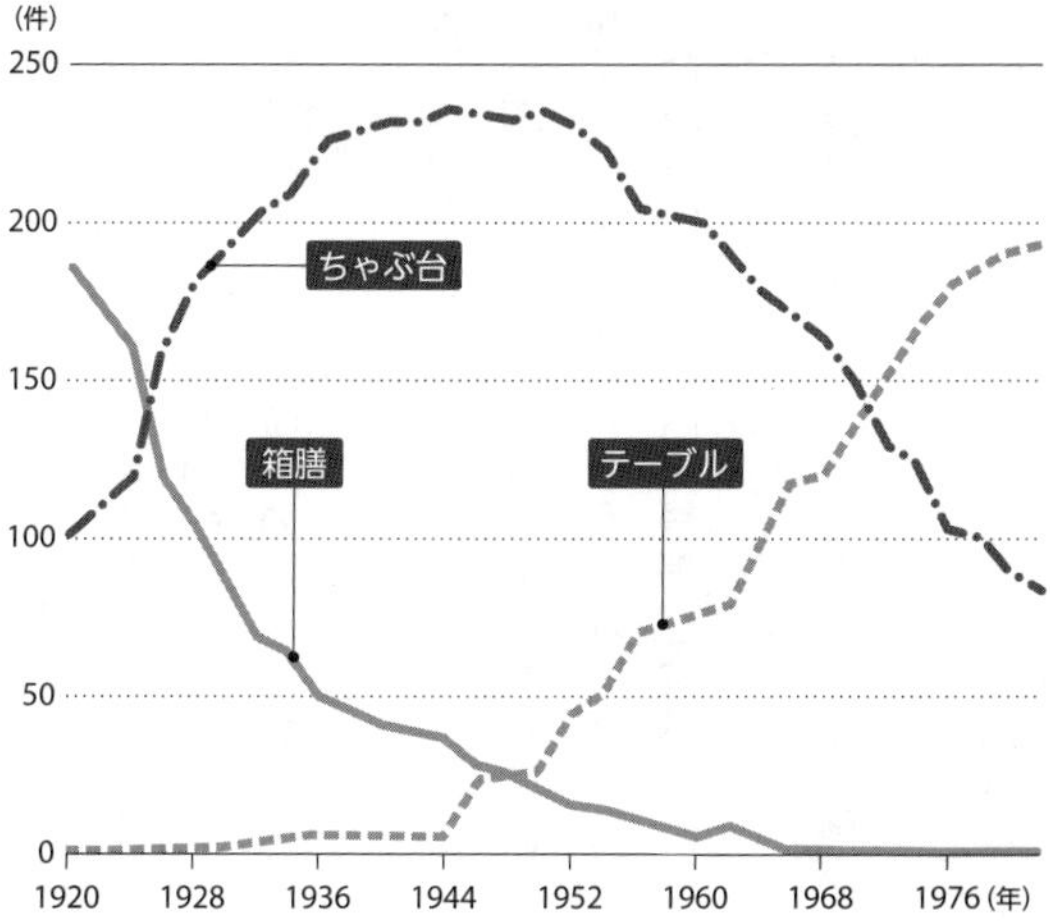

昔の漫画に、厳しい父親が丸いちゃぶ台をひっくり返す場面がありましたが、実際に多かったのは四角いちゃぶ台だったようです。折り畳み式リビングテーブルなどと名を変えて現在も使われています。グラフの縦軸は聞きとり件数です。

『食卓文明論　チャブ台はどこに消えた』石毛直道（中公叢書）より改変

食べる前には手を合わせて「いただきます」と声をそろえます。ちょっとやってみてください。手を合わせると、一瞬祈りに似た気持ちが生まれます。

このとき私たちは、はるか古代から日本人をはぐくんできた日本の海の幸、山の幸、畑のめぐみに感謝し、他の生きものの命をいただいて生きていることに思いをはせているのです。日本人の自然観、生命観の根っこがここにあります。

東京人が不健康とされた理由

そんなころ、新聞や、多数出版されていた健康読本に「なぜ東京人は不健康なのか」という記事がたびたび掲載されるようになりました。

都会の知識人は滋養に富んだ西洋料理を食べ、衛生に気を使っているが、どうにも不健康な者が目立つ。何も考えずに昔ながらの生活を送っているように見える地方の人や、都会でも体を使う労働に従事している人のほうが健康そうだ。それはなぜか、というのです。

ここでいう「衛生」は健康のことです。明治時代、健康に関する新しい役所を作るときに、大陸の古典に出てくる衛生という言葉を取って衛生局と命名しました。そのため、建康のことを衛生と呼ぶこともよくあったのです。

ある著者は、東京人が不健康な原因を運動不足と分析しています。

東京に市電が開通し、歩くことが少なくなった。日本に来ている西洋人は、暇を見つけては汗だくになって運動している。日本人は運動は子どもがすることと思っているが、こういう時代には普通に暮らしているだけでは運動不足になってしまうとして、「西洋人を見習うべきだ」と結んでいます。

来日した西洋人が、朝、宿の周囲をジョギングする姿を、現代の私たちと同じく、150年前の人々も不思議な思いでながめたのでしょう。

東京の路面電車は明治36（1903）年に最初の路線が開通し、大正8（1919）年には路線の総延長距離が138キロメートルに達しました。現在の地下鉄に匹敵する複雑な路線網が張り巡らされ、1日の乗客数は108万人をかぞえたといわれています。

運動不足とされているのは昨今の日本人も同様で、世界保健機関（WHO）の統計によると、運動不足のアメリカ人が43パーセントだったのに対して、日本人は65パーセントにのぼりました。この統計では、ジョギングなどの適度な運動を行う時間が1週間に30分未満の人を運動不足としています。

ところが面白いことに、1日あたりの平均歩数は日本人のほうがずっと多いのです。アメリカの大学が世界111の国と地域で暮らす72万人近い人を対象に、1日あたりの平均歩数を調べたデータでは、アメリカ人が平均4800歩だったところ、日本人は平均6000歩も歩いていて、おもな国のなかでは中国に続く世界二位でした。

日本人は特別な運動をしない代わりに、生活のなかで体を使うのをあまり苦にしない傾向があると考えられます。これも立派な運動ですが、意識して運動しているわけではないために、環境が変わって歩く必要がなくなると、知らないうちに運動不足になるおそれはあるでしょう。

1920年、アメリカで世界最初のラジオ放送が行われました。日本でも大正14（1925）年に、NHKの前身である東京放送局がラジオ放送を開始します。東京放送局の総裁、後藤新平は医師出身で、内務大臣、外務大臣、今の東京都知事にあたる東京市長などを歴任した政治家でした。

「衛生こそが政治、社会秩序、道徳、経済すべての基礎になる」と考えていた後藤は、新たに誕生したラジオ放送を国民の健康に役立てることにしました。こうして昭和3（1928）年、昭和天皇の即位を祝う記念事業としてラジオ体操の放送が始まります。

日本全国、さらには当時日本の領有下にあった朝鮮、樺太、台湾でも放送され、手軽にできる健康法として普及しました。

麦飯か？ 米飯か？ 脚気をめぐる大論争

明治時代になっても、とどまることなく流行したのが脚気でした。日本を中心とするアジアの病気だったため、日本に来ていたドイツ人医師らは原因がわからず、伝染病と考えていました。

海軍軍医だった高木兼寛はこれに疑問をおぼえました。海軍では長期にわたる演習航海のたびに、乗員の3割以上に脚気が発生していました。高木は脚気がアジアでだけ発生するのは米食と関係があるのではないかと考え、航海中の食事を白米からパン食に代えてみました。すると脚気が激減したのです。

それで今度は食事を麦ご飯にしたところ、やはり脚気はあらわれませんでした。麦ご飯がなぜよいのか、当時は誰も説明できませんでしたが、脚気に効くのは確かだからと、海軍は麦ご飯の提供を続けました。

これを厳しく批判したのが陸軍軍医の森林太郎です。森鷗外の名で小説家としても知られる森は、白米でも栄養は十分摂取できるはずだと主張し、陸軍は白米の提供を続けました。

明治27（1894）年に日清戦争が、そして明治37（1904）年には日露戦争が勃発します。海軍は2つの戦争を通じて脚気がほとんど起こりませんでした。これに対して陸軍は日清戦争だけで4000人が脚気で死亡しました。

激しい議論がわきおこるなか、陸軍のなかにも麦ご飯や玄米をすすめる声がありましたが、それでも白米の提供を続けたことで、続く日露戦争では25万人以上の陸軍軍人に脚気が発生し、そのうち3万人近くが死亡しました。

明治43（1910）年、日本の鈴木梅太郎が米糠《ぬか》の中から脚気に効く物質を取り出すのに成功しました。ビタミンB_1です。大部分が糠に入っているため、玄米を精米して、糠と胚芽を取り除いてしまうと5分の1にまで減ってしまいます。だから白米だと脚気になるのですね。

麦はどうでしょうか。高木が最初にこころみたパンには小麦が、次に試した麦ご飯には大麦が入っています。玄米と同じく麦の仲間もビタミンB_1が豊富ですが、白米と同様に、精製した白い小麦粉にはビタミンB_1がほとんど入っていません。

しかし、おそらく当時のパンは白パンではなく、小麦を丸ごとひいた全粒粉を使っていたことでビタミンB_1が多かったのでしょう。

西洋人にとっての食と健康

それにしても、陸軍にも軍医がいながら、パンや麦ご飯の導入が大きく遅れたのはなぜだったのでしょうか。これを考えるには、西洋の食の歴史をながめる必要があります。西洋人も日本人のように、自分たちが健康でいられる食べものと食べかたを長く受け継いできたのでしょうか？

じつは、ヨーロッパで現在の西洋料理の原型ができたのは17世紀なかばといわれています。日本では3代将軍家光と4代将軍家綱の治世で、水戸黄門として知られる徳川光圀が活躍した時代です。

それ以前はというと、なんとヨーロッパの上流階級はイスラム世界とほとんど同じものを食べていました。野菜や果物、肉をどろどろにして、香辛料と砂糖をふんだんに使う料理です。同じくイスラム世界の影響を受けて生まれ、現在も広く食べられている料理にインドのカレーがあります。

インドの人と同じく、この時代のヨーロッパ人は手でものを食べていたそうです。

当時のヨーロッパがイスラム式の食生活を続けていたのは、近代まではイスラム世界のほうがヨーロッパよりはるかに進んでいたからです。医学も同様で、古代エジプトや古代ギリシャで発展した医学はイスラム世界で生き続け、これがのちのヨーロッパに伝わりました。

その中心となったのが四体液説《よんたいえき》という考えかたです。体内には、血液、粘液、黄胆汁、黒胆汁の4種類の液体が流れており、血液は「温」で「湿」、黒胆汁は「冷」で「乾」というふうに、熱、冷、湿、乾の4つの性質で説明します。食べものも同じで、図33に示すように、たとえば牛肉は「温」で「乾」、メロンは「冷」で「湿」に分類されます。

四体液説によれば、熱、冷、湿、乾のバランスが乱れると病気になるため、食材を適切に組み合わせてバランスを整えることが重要です。このあたりの発想は大陸の陰陽五行説によく似ています。

大航海時代には長い航海でビタミンCが不足して、壊血病を発症する人が相次ぎました。壊血病になると出血しやすくなり、次第に体が弱って死亡します。船乗りたちは経験から、新鮮な果物や野菜で壊血病を予防できることに気づいていましたが、西洋の医

図 33 ◉ 16 世紀の西洋における食材の分類

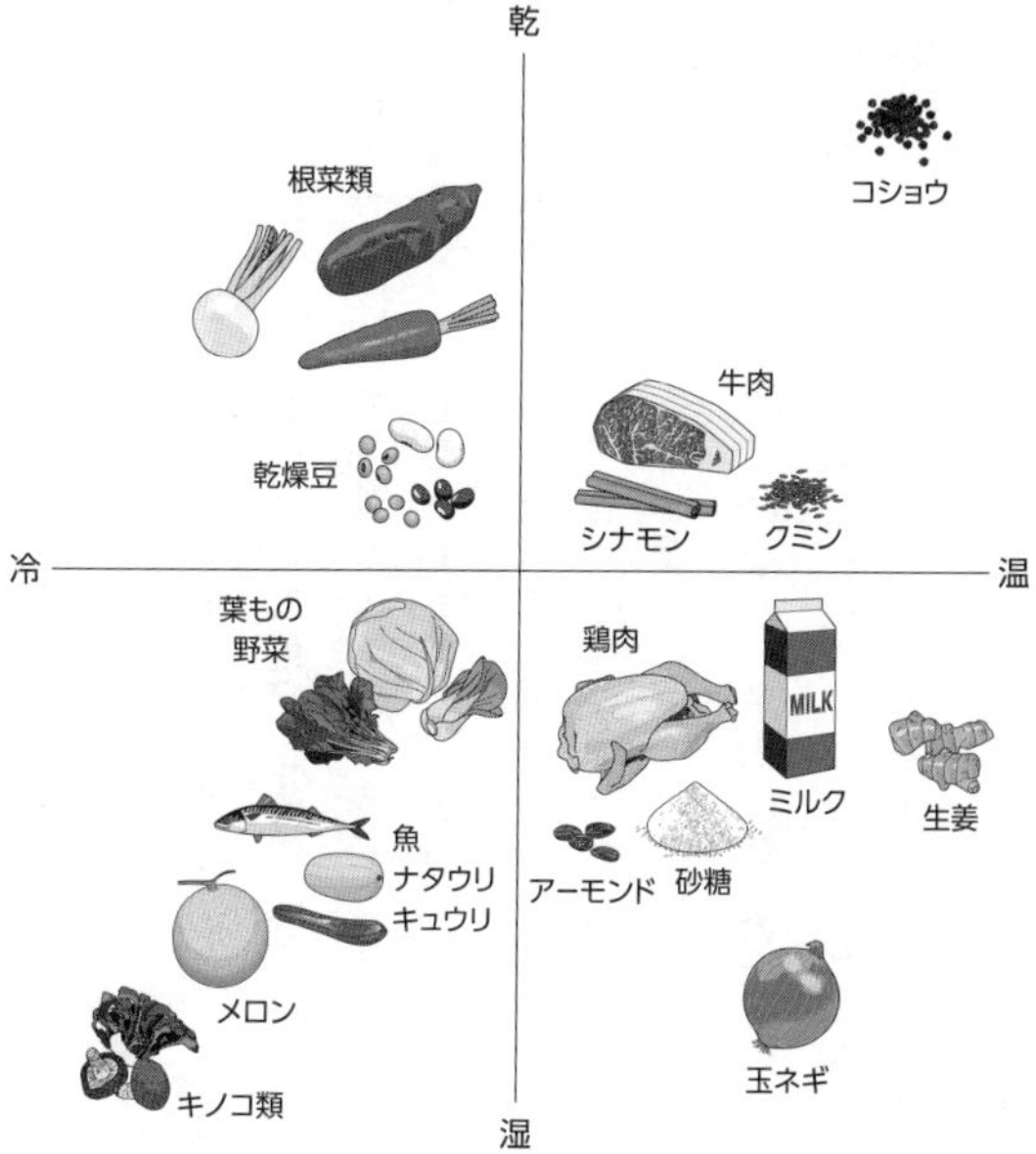

四体液説は体の熱、冷、湿、乾のバランスを取ることを重視しました。たとえば高齢者の体は「冷」「乾」になりがちなので、「温」「湿」である鶏肉と玉ネギを材料に、砂糖と生姜で味付けするという具合です。

"Birth of the Modern Diet", R. Laudan, *SCIENTIFIC AMERICAN* August 2000 より改変
イラスト：佐藤 正

師らはこれを認めませんでした。

四体液説をもとに考えると、冷の病気である壊血病が、同じく冷である果物と野菜で治るはずがなかったからです。

これが17世紀に入ると、錬金術の発展を背景に、もっと科学的な食事をするべきだと主張する医師らがあらわれました。水銀、硫黄《いおう》、塩の3つが宇宙のあらゆるものを作っており、食品も3つの性質で分類できるというのです。

この思想を三原質《さんげんしつ》説と呼んでいますが、細かいことは気にしないでください。水銀、硫黄といっても現代の化学元素とは無関係で、塩も調味料の塩とは関係ありません。一見科学的な名前を使ってはいても、四体液説と大差のない一種の哲学です。けれども、これがヨーロッパ人の食卓に大改革をもたらしました。

「イスラム式の食事は科学的ではない。本当に健康に良いのはバターやラード、オリーブ油などの脂肪だ。これらの食品は硫黄にあたり、塩と水銀を結びつける性質がある。獣の肉は栄養価が高く、なかでも牛のエキスは最高である」。

この考えのもと、肉をしっかり食べ、肉、骨、野菜を煮出して作るブイヨンをさまざまな料理に使い、そこに消化しやすく体に良いとされた生野菜か果物をつける西洋料理の原型が作られました。17世紀なかばのことです。

これにともない、肉を切って食べるためにナイフとフォークをめいめいが使う習慣がフランスの宮廷で生まれますが、この習慣が庶民にまで広がるのは18～19世紀のことといわれています。

幕末以降に日本に伝わった西洋料理は生まれて200年くらいで、食事のマナーも整ってまもない若い料理だったのです。

理詰めで考える西洋、実用を重視する日本

ヨーロッパはイスラム世界から多くのことを吸収しましたが、大きな問題がありました。キリスト教には「病気は人間の罪の結果である」と考える伝統があったため、イスラム世界を通じて古代の医学を学んでも、教会の教えに合わないものは厳しく批判されました。

たとえば入浴です。イスラム教では入浴して体を清潔にするのも大切な習慣です。けれども教会は、入浴は快楽を求める異教徒の習慣だとして禁止しました。それどころか入浴すると逆に病気になると信じられ、大部分のヨーロッパ人は香水を使って体臭を隠

すようになりました。

一転して入浴が奨励されるのは、イギリスで公衆衛生に関する法律ができた1875年以降です。これは日本の明治8年にあたります。

気候の違いもあるでしょうが、このあたりは入浴を養生と位置づけた貝原益軒の『養生訓』とは対照的です。

小さな浴槽に適温の湯を少なめに張り、肩から背中に湯を少しずつそそげとか、空腹で入浴するな、満腹のときに洗髪するな、下痢や消化不良、腹痛のときに入浴すると体が温まって良い、などの助言に続けて、浴槽の大きさと構造、材料まで指定しているのですから驚きます。

ここまで見てきて気づくのは、望ましい食生活を考えるとき、西洋には理屈を下敷きにする傾向があることです。四体液説であれ三原質説であれ、良くいえば科学的な姿勢を重んじます。キリスト教、ユダヤ教に見られる「人間と神との契約」という思想や、教会の絶対的な権威が長らく西洋人を支配したことが影響しているのかもしれません。

これに対して日本人は、観察と経験に照らし合わせて、効果があると思えば理屈はわからなくても取り入れました。

日本独自の理論はあまりありませんでしたが、起きている事実をありのままに観察し、詳細な記録をつけ、分析を重ねることで、その背後にある共通の真実にたどり着くのが伝統的な研究方法でした。漢方医学もおおむねこの手法で発展したといえます。

これが変わるのが明治から大正時代です。科学知識や技術だけでなく、食生活や、ものの考えかたまで西洋にならう人が増えました。「白米でも栄養は十分摂取できるはずだ」と主張する陸軍軍医の姿は、理屈を盾に、果物で壊血病を防げるわけがないと考えた西洋の医師を思わせます。

近代化と欧米化が同じ意味を持っていた時代背景を考えると同情できる点もあるものの、日本式の研究方法を非科学的とする流れが強まっていったのは不幸なことでした。

七分づき米を召し上がった昭和天皇

炭水化物、蛋白質、脂質の三つを三大栄養素といいます。いずれも19世紀前半に相次いで発見され、20世紀に入るとビタミンB_1をはじめとするビタミン、そしてミネラルが見つかったことで五大栄養素という呼び名も生まれました。

しかし、当時の栄養学は医学の一部というあつかいで、世界を見回しても研究はあまり盛んではありませんでした。「栄養は足りてさえいればよい」という考えかたが強かったからです。

栄養学という独立した学問が生まれたのは大正時代の日本です。医師である佐伯《さいき》矩《ただす》は、「栄養を正しく摂取すれば健康を増進できる。政府の食料政策を定めるにも栄養の研究が欠かせない」と考え、私財を投じて栄養を専門とする世界初の研究所を東京に開きました。

佐伯らの熱意が国を動かし、大正９（１９２０）年には国立栄養研究所、現在の国立健康・栄養研究所が設立されます。脈々と受け継がれてきた食養生を、近代の科学、医学の立場からとらえ直し、積極的に生かす時代の始まりです。

初代所長に就任した佐伯が力を入れたのが脚気の予防でした。ビタミンB_1が発見されたといっても、当時はビタミンB_1を合成してビタミン剤を製造する技術がなく、引き続き、日ごろの食事に気を配る必要があったからです。

そこで佐伯は七分づき米に注目しました。玄米は白米とくらべて栄養が豊富ですが、独特の食感があるうえに、消化に時間がかかります。そのため、あいだを取って７割だけ精米し、糠と胚芽を３割残した七分づき米を調べたところ、七分づき米でもビタミン

B_1が白米の3倍多く含まれ、脚気予防に有効とわかりました。

　大正11（1922）年、大正天皇の摂政だった昭和天皇が国立栄養研究所を視察されました。佐伯らの説明を聞かれた昭和天皇は、それ以降、七分づき米を続けられたといわれています。国民に手本を示そうとお考えになったのでしょう。

　ビタミンB_1を大量生産できるようになって、脚気が根絶されるのは昭和27（1952）年のことです。

第6章

和食の〝改善〟が新しい病気をもたらした

～昭和時代から現代まで

日本型食生活を改造せよ！

日々の暮らしに西洋料理が浸透するなか、日本経済の成長は昭和11（１９３６）年にピークとなります。しかし、戦争の足音が聞こえるようになると、アメリカからの食料の輸入が止まり、食料事情は悪化の一途をたどりました。

栄養状態がとくに心配された大都市の小学校には、米、味噌が特別に配給され、戦時中の昭和19（１９４４）年まで学校給食が続きました。けれども終戦を迎えると、それまで領有していた台湾、朝鮮からの米が入らなくなったことで、都市部を中心に食料難が深刻化します。

さいわい農村には食料の備蓄があったため、海外の支援に依存したのは食料消費の４分の１程度でしたが、これをきっかけに和食は激動の渦に巻き込まれていきます。

始まりは子どもたちでした。終戦の時点で中止されていた学校給食は、昭和22（１９４７）年に部分的に再開されました。連合国救済復興機関（ＵＮＲＲＡ）の勧告により、アメリカの援助を受けてのことです。

図34に示すように、脱脂粉乳を溶かしたミルクとトマトシチューがならび、手前に箸が置かれています。スプーンに慣れていない日本の子どもへの配慮と思われますが、子

図 34 ◉学校給食の歴史　その 2

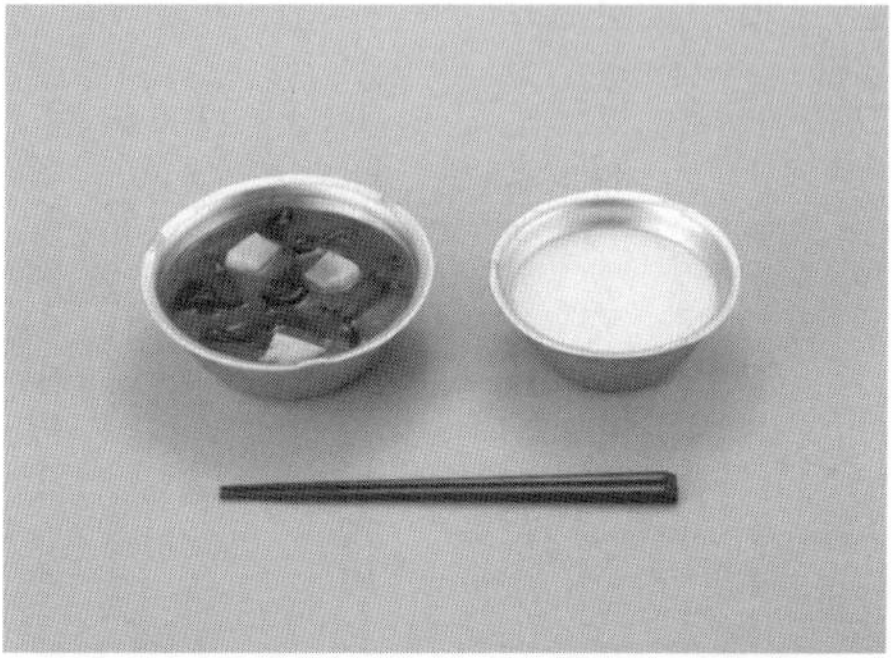

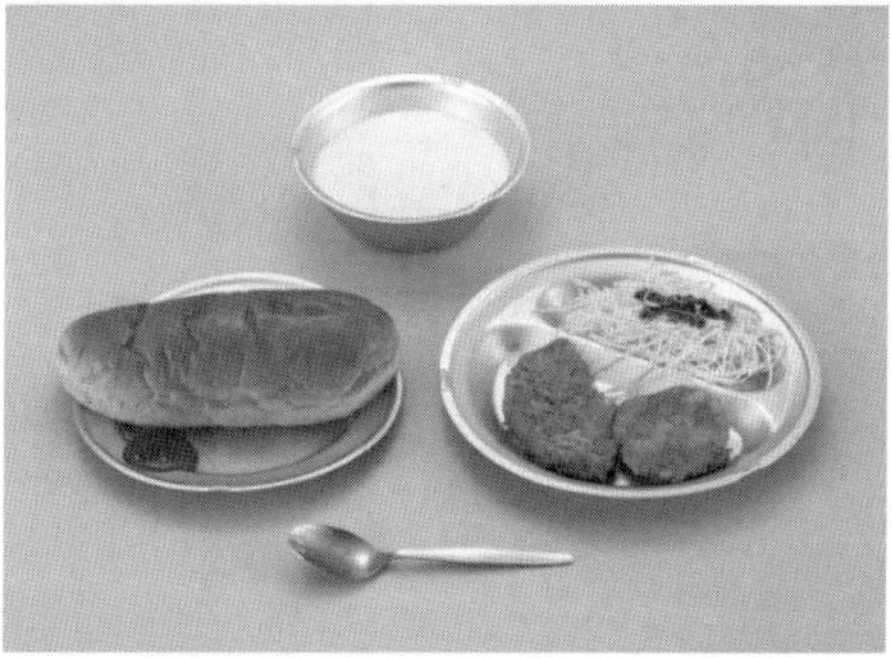

昭和 22 (1947) 年に部分的に再開された給食 (上) と、昭和 27 (1952) 年に全国の小学校で始まった給食 (下)。いわゆる先割れスプーンが普及するのは昭和 40 年代に入ってからです。

全国学校給食会連合会による学校給食年代別レプリカ献立

どもたちにしたら、「変わった味噌汁」以外の何ものでもなかったでしょう。

その数年後に全国の小学校で給食が始まったときのメニューは、コッペパンと牛乳、ジャム、そして鯨肉の揚げ物にキャベツをそえたものでした。ここで箸が消えて、代わりにスプーンが配られていることに気をつけてください。

昭和26（１９５１）年になると、日本の経済水準は戦前のレベルまで回復し、アメリカからの食料援助が終了します。しかし、その5年後には「米国余剰農産物に関する日米協定」が調印され、学校給食用として小麦10万トン、ミルク７５００トンが入ってきました。

アメリカによる食料援助の背景には、アメリカ国内でだぶついていた小麦の備蓄を減らして小麦の価格を安定させるとともに、日本にパン食を定着させて、アメリカから小麦を大量に輸入させる思惑があったといわれています。

昭和39（１９６４）年に、アメリカのある上院議員が、「学校給食でアメリカのミルクやパンを好きになった子どもたちが成長し、日本はアメリカ農産物の最大の顧客になった」と述べた話は有名です。この時代に、アメリカは同様の協定を90以上の国と結んでおり、政治的、軍事的な戦略の一つでもありました。

とはいえ、日本の側も、アメリカが提供した総額600億円相当の農産物を国内で販売し、その代金を復興資金にあてることができました。そして見事に復興を成しとげたことを思えば、協定を結んだのもやむを得ない判断だったといえるでしょうか。

日本を浸食したメリケン粉

昭和31（1956）年、キッチンカーと呼ばれる移動販売車が全国を回り始めました。アメリカ産の小麦と大豆を使う料理を実演し、試食させ、食材の販売も行います。メニューはたいてい洋食か中華で、小麦粉、脱脂粉乳、肉、牛乳、卵、ソーセージ、缶詰を多く使っていたそうです。

実演は国内の2万ヵ所で行われ、のべ200万人が運営にかかわったと記載されています。これだけ大規模な活動となると資金の出所が気になりますが、「米国余剰農産物に関する日米協定」が結ばれるとまもなくキッチンカーが登場したため、アメリカの関与を疑う声は当時からあったようです。

その翌年の昭和32（1957）年には、NHKテレビで『きょうの料理』の放映が始まります。ここでもメリケン粉を使う欧米の料理が次々に紹介されました。ハンバーグ、クリームシチュー、クリームコロッケ、グラタンなどです。

メリケン粉とはアメリカ産の精製された小麦粉のことで、石臼で引いた日本古来の小麦粉である「うどん粉」と区別するためにもちいられた呼称です。

「製パン業者技術講習会事業」も始まりました。アメリカは余剰農産物を日本に売るにあたって、パン職人の養成と、パン食の普及宣伝に必要な予算を計上するよう条件をつけていたのです。講習会を通じて日本人のパン職人が1万人養成され、新聞やテレビ、ラジオを通じてパン食を推進するキャンペーンが繰り広げられました。

日本人でありながら、「米を食べる民族はパンを食べる民族に劣る」と大真面目に主張し、欧米型の食生活を強力に推進する専門家もいたようです。日本の文化や伝統は間違っていた、これからは戦争に勝ったアメリカの文化を取り入れるべきだ、という考えかたが、一部の知識人のあいだで見受けられるようになりました。

学校給食についても、「米以外の食品を主食として提供すれば、日本人の食生活を簡単に改善できる」として、パン給食を続けるよう促したという話があります。

昔の日本人がお米を大切に思うあまり、おかずが少なく、結果として栄養のバランスがかたよっていたのは事実です。けれども、和食を改善しようと思うなら、おかずの量と種類を相対的に増やし、ご飯を含めた料理全体のバランスを整えるのが先でしょう。

明治時代以降の食の「開国」により、多様な食材が口に入るようになったことで、栄養のバランスはむしろ取りやすくなったはずなのです。

日本で大きな影響力を持つ人、これから影響力を持つ可能性がある人に、アメリカの意向をくむようしむけたのは誰だったのか。この背景にもアメリカによる周到な戦略があったのでしょうか？

一つ確かなのは、日本人が時代と環境の変化に対して少々無防備だったことです。西洋人とじかに交流する機会がそれまで少なかったために、西洋人も自分たちと同じような感性を持ち、よく似た発想をするのだろうと単純に信じていた節があります。

また、日本人の心に深く根ざした無常観も影響を与えたと思われます。自然災害に限らず、大きな災いや激動にみまわれたとき、日本人は誰かのせいにしたり、怒りを抱き続けたりすることが基本的にありません。世の中には人の力がおよばないことがある、そういうめぐりあわせだったんだと考えて、事態が過ぎ去るのを静かに待つ傾向があります。

いずれにしても、一連の食料支援に始まる「外圧」は、結果的に日本型食生活の転換点となり、その後の日本人の健康に大きな影響をおよぼすことになりました。

経済成長が食卓を変えた昭和時代

「もはや戦後ではない」は、昭和31（1956）年度の『経済白書』に記された有名な言葉です。日本経済を回復から成長段階に進めようとの決意が込められていました。予測のとおり、日本はそのまま高度成長期に入ると、国民の生活水準は急速に向上します。昭和35（1960年）には所得倍増計画が決定されました。

それにつれて、日本人の食生活をゆるがす大きな変化がいくつも起こりました。

一つは、テレビ、電気冷蔵庫、電気洗濯機の、いわゆる三種の神器が普及したことです。図35はそれぞれの耐久消費財を所有する家庭の割合を調べたグラフです。

国産の家庭用電気冷蔵庫は早くも昭和5（1930）年に完成していましたが、1960年代に爆発的に広がりました。食品を塩漬けにして保存する必要が薄れたおかげで塩分摂取量の低下に役立ったという側面もあります。

流し台も整備されて、調理の燃料はプロパンガスないし都市ガスが当たり前になりました。こうなると、それまで温度管理が難しかった炒め物や揚げ物を手軽に作ることが

図 35 ◉三種の神器の普及が食卓を変えた

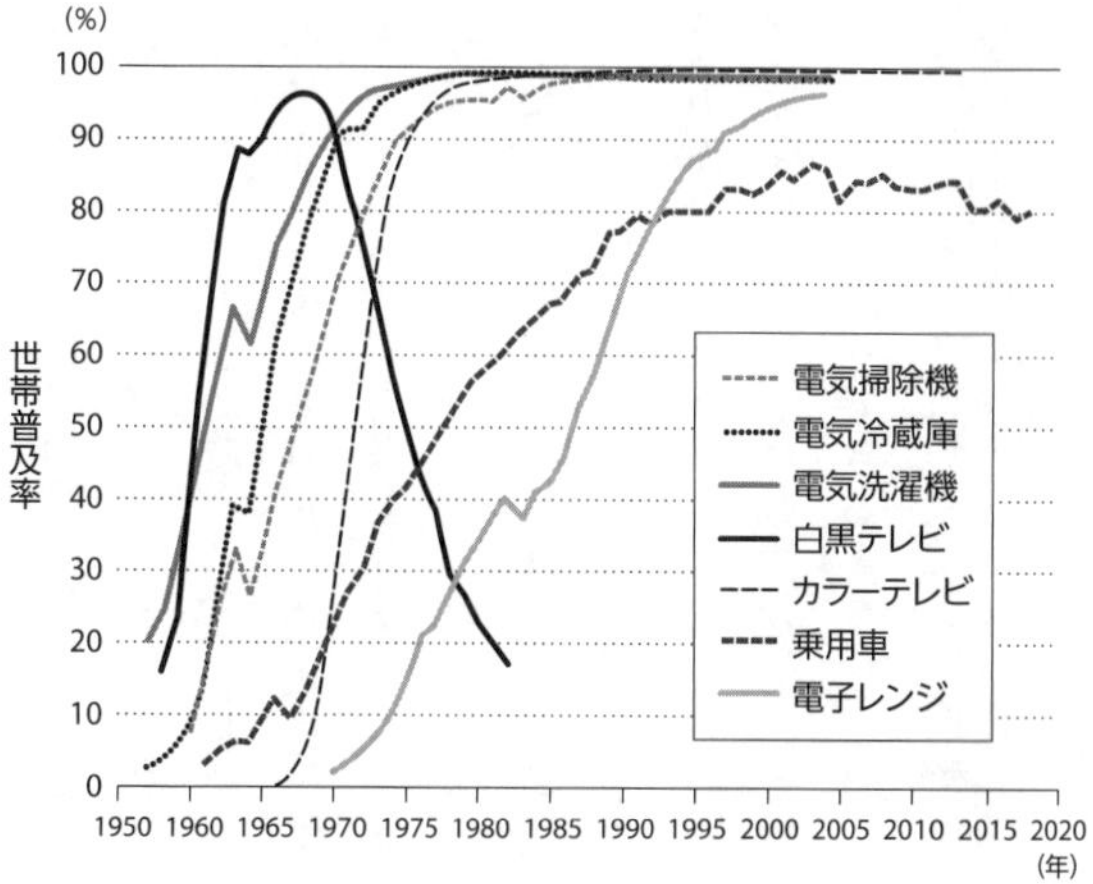

耐久消費財は安い買い物ではないため、それがこれだけ普及したのは、景気がいかに拡大したかのあらわれです。電気冷蔵庫と、少し遅れて登場した電子レンジは、日本人の食生活に大きな変化をもたらしました。

内閣府「消費動向調査」より作図

できます。こうして、肉や牛乳に多く含まれる動物性蛋白質と脂肪の摂取量がぐんぐん増え、それとは対照的に炭水化物の摂取量が減りました。

これに拍車をかけたのが外食ブームです。昭和45（1970）年ごろからファミリーレストランやファストフード店が続々と登場しました。インスタント食品、レトルト食品、冷凍食品も開発され、1980年代後半になると、冷えた食品を温めるための電子レンジが50パーセントの世帯に普及します。

江戸時代のように、その日の分だけ食材を買い求め、きっちり食べ切る食習慣は過去のものになりました。いつでも簡単に食事ができるのは便利ですが、食品を保存加工すると栄養成分が減少し、風味も食感も変わってしまいます。風味をおぎなおうとすれば、味つけがどうしても濃くなります。

食事の内容だけでなく、食べかたも変わりました。この時代になると、おかずを余分に作って、欲しければお代わりできるようにする家庭が増えました。生活が豊かになったからだけではないのです。それ以前は上流階級でさえ、お代わりするのはご飯と汁もの、漬け物だけだったそうです。

昔は料理を一度にたくさん作るのが難しかったうえに、一人一人がお膳で食べていた時代には、お膳の上に茶碗とお椀を一個ずつ、皿は数枚しかのせられなかったため、そこにあるおかずだけで満足する習慣になっていたからでしょう。これが、ちゃぶ台とかテーブルであれば、スペースを気にせずに大きな皿をいくらでも並べられます。

つまりは、食事に占めるご飯の比重が変わったということです。ご飯は2000年にわたってゆるぎない主食の座にあり、「ただお命をつなぐものの第一は飯なり」とまで考えられていました。そのご飯の地位が相対的に下がり、良く言えば、おかずから幅広く栄養素を摂取するようになりました。

国民皆保険でこぞって健康に

終戦を迎えるやいなや、政府は健康政策に取り組みます。早くも昭和22（1947）年には、会社や自治体、学校などの事業所に対し、働く人に健康診断を受けさせることが義務づけられました。昭和36（1961）年になると、誰もが一定の自己負担で必要な医療を受けられる国民皆保険制度が始まります。

ここで確認しておきたいのは、日本の医療制度が第二次世界大戦前からすでに成長期にあったことです。国民皆保険制度ができたのは終戦後でも、戦前には、すでに70パーセントの国民に健康保険が適用されていました。

性別、生まれをとわず初等教育を行った寺子屋と同じく、健康になる機会をできる限りすべての国民にもたらそうとするのも、西洋と異なる日本の伝統の一つです。

この時代に起きためざましい進歩は、結核をはじめとする感染症による死亡率が下がり、それとともに幼い子どもの死亡が急速に減ったことです。

予防接種に代表される予防法や検査法の開発と普及、有効な治療法の発見が相次いだことで、１９５０〜１９６０年代前半を中心に日本人の平均寿命が一気に延びました。図36は小さな子どもの死亡率と、日本人の平均寿命の変化をグラフにしたものです。

１歳までに亡くなる子どもの数は、昭和22（１９４７）年に１０００人あたり76・７人だったのが、昭和55（１９８０）年にはその10分の１にあたる７・５人になり、平成29（２０１７）年には１・９人まで減っています。

地道な調査で脳出血を封じ込めた

感染症に代わって日本人の最大の死因になったのが脳出血でした。１９７ページの図27で確認しましょう。１９５０年代なかばから「脳血管疾患」が死因第一位の時代が続

図 36 ◉乳児、新生児死亡率が下がって平均寿命が延びた

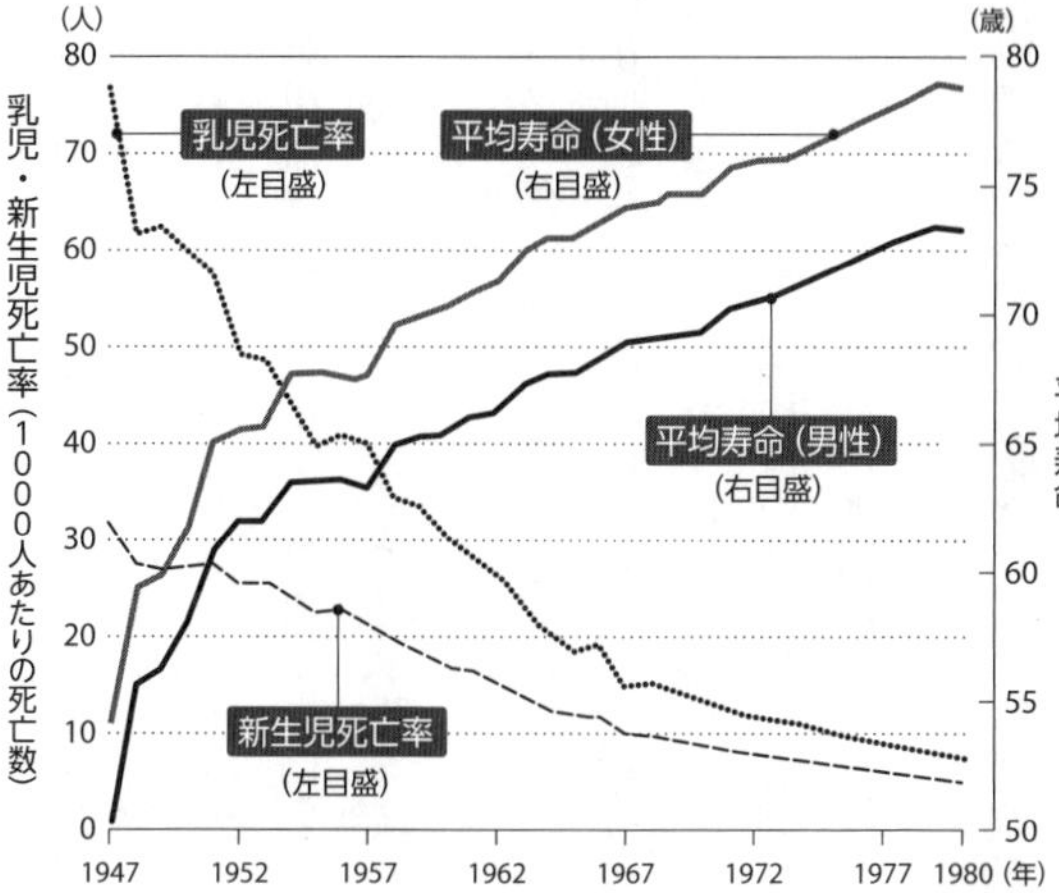

乳児は生後1年未満、新生児は生後4週未満の赤ちゃんのことで、1000人あたりの死亡数をグラフにしています。いずれも終戦後に大きく低下し、日本の平均寿命を押し上げました。

（厚生労働省「平成26年版厚生労働白書」より）

いています。

脳血管疾患は脳の血管が詰まる脳梗塞と、脳の血管が破れる脳出血、くも膜下出血などを合わせた呼び名で、脳卒中ともいいます。昔でいう中風ですね。

１９５０年代、60年代には、脳血管疾患全体の80〜90パーセントを脳出血が占めていました。日本は脳出血による死亡率が世界でも高い時期があり、１９６０年代には世界ワースト一位を記録しています。なかでも東北地方には、成人の死因のほぼ半分が脳出血という地域もありました。

昭和27（１９５２）年、地道な調査を続けていた専門家が重要な報告を行いました。東北地方でも脳出血の少ない漁村に住む人は、新鮮な魚と海藻を多く食べ、飲酒量が少なく、雪がそれほど積もらないおかげで塩漬けしなくても食品が手に入り、冬も漁に出て体を動かしていたのです。脳出血を防ぐのに有効な生活習慣の発見でした。

魚についていうと、魚に含まれる動物性蛋白質のうち、とりわけ含硫《がんりゅう》アミノ酸といわれる成分がこの効果にかかわっていることが示されています。それに加えて、海藻から食物繊維を摂取し、アルコールと塩分の摂取をひかえて、しっかり運動することで、脳卒中の原因となる高血圧と動脈硬化を予防し、血管を強くできるわけです。

肉食を避け、魚もわずかしか食べず、酒を好み、塩分摂取量が多かった謙信が脳卒中に倒れたのも、もっともなことでした。

これらの調査報告をふまえ、専門家らは現地に入って積極的に生活指導を行いました。すると、脳出血がとくに多かった地域で、わずか20年足らずのあいだに男性の脳卒中の発症率が3分の1近くにまで低下したのです。もともと脳卒中が多くなかった大阪では、同じ期間に発症率がほとんど変わらなかったのと対照的です。

この成功は、理論だけでなく観察と実用を重んじる日本的な研究方法の健在ぶりを示すものでした。

長寿世界一も数千年の蓄積があればこそ

さらに、日本を含む東アジアで多い胃がん、東アジアと中央アジアで多い肝臓がんも減少を続けています。これらの地域はピロリ菌や肝炎ウイルスの感染率が高いのですが、ピロリ菌除菌など予防法の普及により、がんの発生をかなり防げるようになりました。

昭和22（1947）年に男性50歳、女性54歳だった日本人の平均寿命は延び続け、昭和60（1985）年ごろには男性74・78歳、女性80・48歳に達し、ついに長寿世界一になりました。

平均寿命はその後も世界トップレベルを維持しており、医療や介護に頼らずに自立した生活が送れる期間を示す健康寿命も、世界保健機関（ＷＨＯ）が２０１８年に公開した国別の最新データで世界二位です。

大陸の伝説に描かれた不老不死の島、蓬莱島のモデルともいわれる日本が、本当に世界を代表する長寿国になった大きな原動力の一つが和食でした。

１９７７年、アメリカで、望ましい栄養摂取量の指針を示す報告書、通称「マクガバン・レポート」が提出されました。

当時アメリカで大きな社会問題になっていた生活習慣病の拡大に歯止めをかけるために作られたもので、目標とすべきカロリーの総摂取量と、摂取カロリー全体に占める蛋白質、脂質、炭水化物のエネルギー産生栄養系バランスを示しています。簡単にいうと、蛋白質、脂質、炭水化物をバランスよく摂取するための指標です。

すると、この指針にかなり当てはまっていたのが当時の和食でした。これをふまえ、農林水産省は、昭和50年代にあたる１９７５〜１９８５年ごろの和食を日本型食生活、いわば「理想の和食」と位置づけています。

それ以前の和食は炭水化物が多く、蛋白質と、とくに脂質が不足していました。地方によっては塩分の摂り過ぎも深刻でしたが、栄養指導や食料生産技術の向上、物流の発達などにより和食の欠点が次第に正されて、1980年前後に栄養のバランスが取れたと考えられます。

近年は、シンガポール、香港、スイスなどの国と地域が平均寿命、健康寿命を延ばしていますが、そんななかで日本の長寿に意味があるのは、総人口が1億2000万を超える「大国」だからです。集団の人数が増えれば増えるほど、全体を底上げするのは難しくなります。

これだけの国家規模で世界有数の長寿国になったのは、健康になるために何を食べ、何をすべきか、古代から一貫して追求してきた無数の人々の努力と情熱のたまものといえるでしょう。

食の欧米化の光と影

「風土と食生活が体を作る」という言葉をおぼえていますか。曲直瀬道三は、日本人は大陸の人や西洋人とは生活環境も食生活も違うのだから、体が同じはずがない。日本人には日本人のための医学が必要だと述べました。

しかし、終戦後に起きたのは道三の予想を超える事態でした。なんと日本人の生活環境と食生活が欧米型になったのです。この変化が招いたのは欧米型の病気の増加でした。食べものが変わったことで体が変わり、体が変わったために発症する病気が変わったのです。

ここで、213ページの図30をもう一度見てください。高度成長期の初期にあたる昭和35（1960）年ごろとくらべると、平成29（2017）年には肉と牛乳の消費が約4倍、果物も1・5倍増えています。米の消費は半分まで減りました。

もう少し前の時代からながめると、戦争中にいったん落ち込んだ米の消費は、終戦後に回復傾向を見せるものの、高度成長期の始まりを機に減少を続けています。昭和時代に入ると徐々に食べなくなっていた芋類の消費が1940年代にはね上がっているのは、戦争中と終戦後に米の供給不足を補ったためでしょう。

魚はというと、終戦後は順調に増加し、1995（平成7）年にピークとなります。日本人が史上もっとも多く魚を食べていたのは、つい先日のことなのです。

野菜と果物の供給が終戦後に大きく伸びたのは、魚と同じく物流の発達と冷蔵庫の普及によって、新鮮なまま輸送し、保存できるようになったからと考えられます。しかし、野菜の消費は高度成長期が終わるあたりから目に見えて減少しています。米離れ、魚離ればかりが注目されていますが、近年のグラフを見ると野菜離れも気がかりです。

では、日本人はいったい何を食べるようになったのでしょうか。

高度成長期を境に、かつて日本の食卓を支えた米と芋類が主役の座を降り、肉類と、とくに牛乳・乳製品が伸びました。これらの動物性食品はグラムあたりのカロリーが多いので、消費が増えれば、そのぶん他の食品を食べられなくなるでしょう。

人が摂取できるカロリーには限度があるからです。実際に日本人1人一日あたりのカロリーの総摂取量は明治時代からほとんど変わっていません。

これにより、栄養全体のバランスはこう変化しました。

図37は日本人1人一日あたりの蛋白質、脂質、炭水化物のエネルギー産生栄養素バランスの推移を示したものです。わかりやすくするために、理想的とされる昭和55（1980）年のバランスを正三角形で描きました。

これと比較すると、昭和40（1965）年は炭水化物が多くて脂質が少な過ぎ、平成22（2010）年になると、今度は脂質が多いいびつな三角形になっているのがわかります。

肉と牛乳には困った共通点があります。どちらも飽和脂肪酸という成分が多く、過剰に摂取すると体内でのコレステロールの合成が高まるのです。図38に示すように、日本人の総コレステロールの平均値は、1960〜1990年ごろにかけて男女ともに急速に上がり、これと歩調を合わせて脳梗塞による死亡率が上昇しました。

それだけでなく、肉と牛乳、そして果物は、すべておなかの脂肪、内臓脂肪を増やします。このグラフには記載されていませんが、男性の肥満者の割合は1976年から2006年までの30年間に倍増しました。危険な内臓脂肪がつき始めたということです。

その結果、内臓脂肪と関係の深い糖尿病の患者数、大腸がんによる死亡率、乳がんの発症率が、この時代に同じようなカーブを描いて上昇しています。図38で一本だけ右肩下がりになっているのは脳出血による死亡率です。

かつて多くの日本人を苦しめた脳出血が減ったのは良いのですが、その陰で、それまで日本では少なかった病気がこれだけ増えました。とくに、欧米型のがんの代表とされる大腸がん、乳がんの増加が目を引きます。外国主導で進められた和食の〝改善〟が、新しい病気をもたらしたのです。

図 37 ◉日本人の栄養バランスはこう変わった

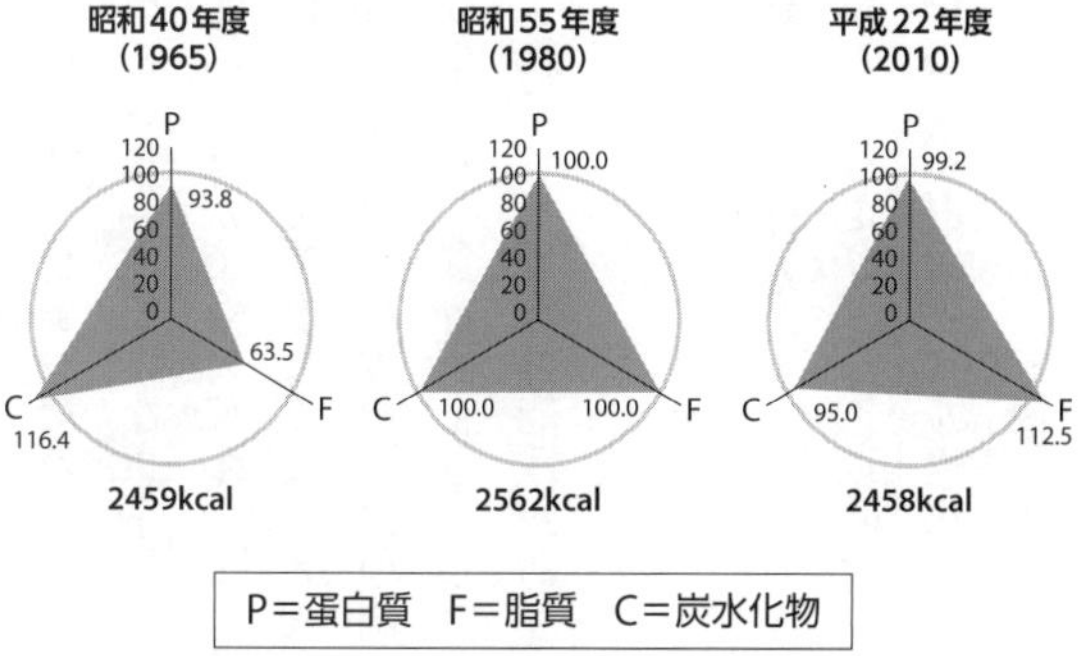

「理想の和食」の時代とくらべると、近年は脂質が過剰で炭水化物の摂取が少なく、栄養バランスが再び崩れ始めています。バランスが数パーセント乱れるだけで、発生する病気ががらりと変わります。

（農林水産省「平成 23 年度食料・農業・農村白書」より）

それにしても、せっかく食養生の歴史を持っていながら、なぜ日本人は突然始まった食の欧米化の波に飲み込まれてしまったのでしょうか。

ヒントは第5章で出てきた「不健康な東京人」の話にあります。ちょっと思い出してください。日本人は生活のなかで意外に歩いているのですが、意識して体を動かしているわけではないために、歩く必要がなくなると知らないうちに運動量が下がりがちです。

これと同じく、自然に身についた食習慣は理詰めで考えたものではないので、目新しくて何となく良さそうな海外の食習慣を目にしたときに、これまでのものを古くさく、非科学的に感じて流されてしまった可能性があります。この傾向は現在も続いていますね。

なぜパンとミルクの給食を続けたのか

それにしても奇妙なのは、1956年以降は「米国余剰農産物に関する日米協定」が新たに結ばれていないのに、パンとミルクにスプーンという給食がその後も続いたことです。

協定から6年後の昭和37（1962）年には、政府内でパン給食の見直しが提言され

図 38 ◉動物性食品の摂取が増えると脳梗塞が増える

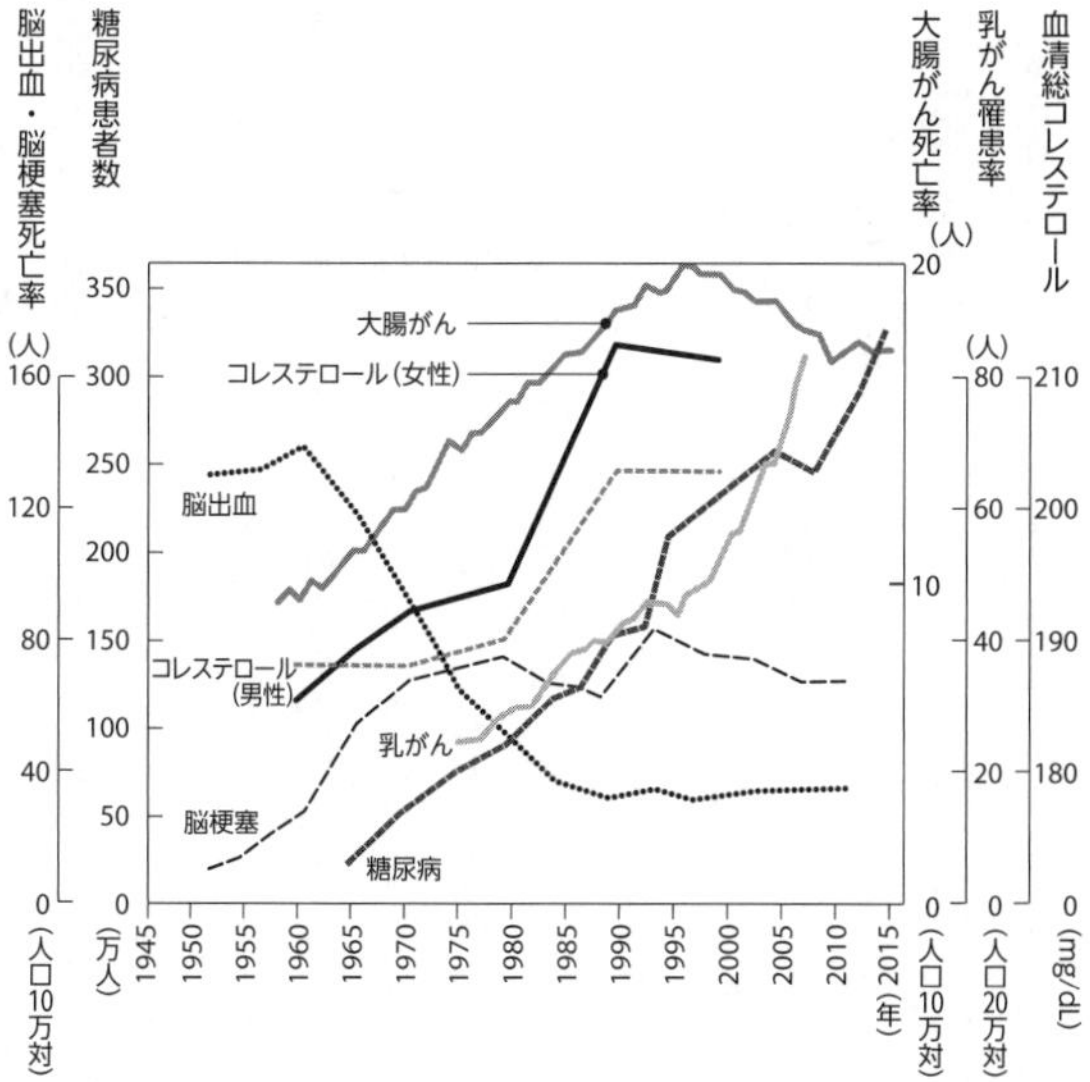

動物性食品の摂取が増えるにつれて脳出血が減り、代わりに脳梗塞、糖尿病、大腸がん、そして乳がんが増えています。脂肪も必要とはいえ、過ぎたるは猶《なお》及ばざるが如しです。

(脳梗塞・脳出血：平成23年厚生労働省人口動態統計特殊調査、糖尿病患者数：厚生労働省患者調査、大腸がん死亡率：厚生労働省人口動態統計年報、乳がん発症率：国立がん研究センターがん対策情報センター地域がん登録全国推計によるがん罹患データ、総コレステロール値：第3次、第4次厚生省循環器疾患基礎調査、第5次厚生労働省循環器疾患基礎調査より作図)

ています。しかし、米飯給食を可能にする制度が実際に始まったのは、協定が切れて20年後の昭和51（1976）年でした。パンとミルクこそ給食にふさわしいと信じる専門家が政府内にいたにしても、なぜ、こんなに時間がかかったのでしょうか。

その原因として考えられるのは、国内外の政治、経済、ならびに社会情勢の変化により、日本の農業がいくつもの困難な問題に直面していたことです。

先進国はほぼ例外なく農業を手厚く保護しています。食料を確実に供給することは、国民の生活、ひいては命を守るうえで最優先課題の一つだからです。日本も終戦後は食糧自給率を高めるべく、農業の近代化、機械化を通じて米の増産につとめました。

しかし、食生活の変化によって米が以前ほど売れなくなると、農家は赤字になってしまいます。だからといって米を値上げしたら、生活の苦しい人が米を買えなくなるでしょう。これを防ぐには米農家に助成金を出して、米の価格を一定に保つ必要があります。

それなら、いっそ、海外の安い米に全面的に切り替えてはどうか、という声もありました。確かに、日本が経済発展をとげ、国際社会での地位や影響力が高まったことで、農作物を輸入せよという圧力が強くなっています。米をどんどん輸入すれば貿易問題も解決できて一石二鳥となるのでしょうか？

けれども、安いというだけの理由で、国民生活に直接かかわる米を輸入に依存してしまえば、相手国次第で一気に米不足におちいるおそれがあります。塩飢饉ならぬ米飢饉です。そう考えると米の輸入を大幅に増やすわけにはいきません。

その結果、米を供給すると費用がかさむ時代が続きました。パン給食が長かったことで、米飯に戻すとなれば、炊飯器をはじめ、設備を一からそろえるための予算も必要です。その点、パンはメーカーから購入して配ればすむという強みがありました。

牛乳も同様です。アメリカからの脱脂粉乳の輸入により始まったミルク給食は、昭和33（1958）年から国産の牛乳に少しずつ切り替わっていきました。国内の酪農を育成するためです。しかし、こちらも需要と供給にズレが見られます。

そんななかで、学校給食に牛乳を提供すれば一定の売り上げが確実に見込めるとなれば、牛乳を打ち切るのは簡単ではないでしょう。かつては当たり前に行われていた日本的な給食も、ひとたびやめてしまうと、復活には大変な手間と予算がかかるのです。

問題は食の欧米化ではない

欧米型の病気の増加に話を戻すと、じつは、その原因は食の欧米化そのものではありません。もっと大きな原因がかくれています。

終戦後に食の欧米化が進んでも、高度成長で豊かな時代になっても、それだけで食卓の風景が大きく変わることはありませんでした。ご飯と味噌汁があって、おかずが並んでいます。

魚の塩焼きと煮物のときもあれば、ロールキャベツとポテトサラダのこともありました。大切なのは、西洋料理のおかずであっても和食の枠組みにおさまっていたことです。淡泊なご飯はどんなおかずとも相性が良く、栄養価の高いおかずを添えることで理想的な栄養バランスを実現できていました。

その一方で、社会の変化にともなって、農村から都市部に移り住み、親子だけで暮らす核家族が増えました。祖父母がいないことで、しつけや行儀が後回しになって、団らんの延長としてテレビを観ながら食事をする家庭もあらわれます。

そのうえ共働きが増え、子どもは塾やクラブ活動で帰りが遅くなるなどして家族の生活パターンがばらばらになると、そろって食卓を囲むことすら少なくなりました。2016年に実施された「食生活に関する世論調査」によれば、家族と一緒に暮らす人のうち、家族全員で毎晩夕食を摂る人は約3人に1人しかいませんでした。

皆が時間に追われていることだけが原因ではないでしょう。社会の価値観が変わり、大人も子どもも自分の好みをはっきり主張するようになっています。家族全員を満足させるため、各自が好きなものを、好きな時間に食べるのを黙認せざるを得ない親が増えていると思われます。

嫌いなおかずは食べなくていい。おなかがすいたら、冷蔵庫から好きなものを出して温めて食べる。給食は残し、コンビニエンスストアで買っておいたお菓子を食べる。たいして食べないかもしれないとなれば、ご飯を炊いて味噌汁を作るのは面倒なだけです。すぐに食べられるパンや、スープつきの麺類、パスタ、温めるだけのピザなどの加工食品を用意しておけば、調理が簡単なだけでなく、容器一つ洗えば後片付けが完了します。

いうまでもなく、こういう食事は偏食におちいりやすいうえに、単調になりがちです。また、しっかり嚙まなくても飲み込める食品が好まれるようになったことで、弥生時代には一回の食事で約4000回嚙んでいたのが、昭和時代の戦前には1420回になり、昨今は620回しか嚙まなくなったというデータもあります。

そしてもっと大きな問題は、ご飯を中心とする和食の枠組みが消え、料理と間食の境界があいまいになったことです。こうして、日本人の栄養バランスが傾いてしまったと考えられます。

平成25（2013）年、「和食：日本人の伝統的な食文化」がユネスコ無形文化遺産に登録された背景には、和食の現状に関する専門家らの危機感がありました。

米だけでなく、味噌の平均購入量も1970年代後半の3分の2以下まで減りました。その半面、海外の和食ブームは勢いを増し、欧米とアジア向けの味噌の輸出は毎年のように過去最高を更新しているのですから皮肉なことです。

現代の日本における米とパン

それでも希望はあります。牛肉の消費が低迷する一方で豚肉と鶏肉の消費は伸びており、近年、鶏肉が豚肉を追い越しました。健康意識の高まりから、低脂肪高蛋白の鶏肉があらためて注目されているようです。

平成28（2016）年に2万人を対象に実施された調査では、高度成長期に成人だった現在のシニア世代より、20代~30代の若い世代のほうが、和食に健康的なイメージを持つ人の割合が高いことが示されています。

その効果はあらわれてきているのでしょうか。259ページの図38をもう一度見てください。バブル経済が崩壊に向かう1990年ごろに平均コレステロール値が頭打ちになると、脳梗塞と大腸がんによる死亡率が相次いで下がり始めています。

このグラフ以外のデータから、糖尿病のいわゆる予備軍が減少傾向にあることと、乳がんの増加にブレーキがかかり始めたことも指摘されています。

魚の消費も、減少に転じたのは最近のことですから、十分に挽回可能でしょう。魚離れと聞くと、そんなに人気がないのかと思う人がいるかもしれませんが、現在でも、日本人は鶏肉と豚肉を合わせた消費量とほぼ同じだけ魚を食べています。

米はどうでしょうか。先に紹介した「食生活に関する世論調査」によれば、毎日少なくとも1回は米を食べるという人は90パーセントを超え、一日2回食べる人が全体の約半数におよびました。別の調査では、10～60代のすべての年代で70パーセント以上の人が「ご飯が好き」と回答しています。

これに対して、毎日少なくとも1回はパンを食べる人は39パーセントでした。パン食が根づいたといわれるわりには少ないですね。

ここで、日本におけるパンの位置づけを考えてみましょう。先に述べたように、欧米には主食という概念がないと考えられていますが、日本人の目には、パンは「西洋料理の主食」と映っています。仮にも主食となれば、日本の食事でご飯とパンが同時に出てくることはありません。主食が二つあったらおかしいからです。

では、麺類はどうかというと、ランチタイムには、ざるそばとミニカツ丼とか、ラーメンと炒飯などのお得なセットが人気です。この組み合わせに違和感をおぼえる人が少ないのは、麺類を主食と考えていないからでしょう。ご飯と同じく炭水化物がおもな成分であっても、麺類は広い意味で「おかず」であり、それだけで食べることもできる「軽食」なのです。

しかし、パンが「第二の主食」だとしても、ご飯とパンを自由に置き換えることはできません。ご飯が和洋中、エスニックから麺類まで、どんなおかずにも合うのに対し、パンはどうでしょう。パンの隣に煮物とか酢豚、ざるそばが並ぶことはなく、パンが主食になるのは洋風のおかずと組み合わさったときだけです。

異国の主食は、いうなればお客さんなので、あらゆるおかずを従えるオールマイティーな力は与えられていないのです。これが、本物の主食であるご飯とパンの決定的な違いです。

主食にも、おかずにもなれないまま、パンが「軽食」にとどまっているのは、海外の料理や食材を和食のどこに位置づけるかについて、日本人が無意識のうちに明確な決まりをもうけているからと考えられます。

日本人は何をどう食べたらよいのか

21世紀に生きる私たちにとって望ましい食生活を考えるにあたり、ヒントになるのが僧の食事です。

ここまで見てきたように、動物性蛋白質も脂質もある程度は必要です。けれども、厳しい戒律を守って肉も魚も食べない僧が短命かというと、そんなことはないのです。

宗教家に広げて考えると、家康に食生活の助言をした天海僧正の107歳を筆頭に、鎌倉時代から室町時代にかけて伊勢神宮につかえた度会《わたらい》家行が96歳ないし106歳、親鸞90歳、とんち話で知られる一休87歳、極楽寺で人々の救済にあたった忍性が86歳など、長寿の例が多数見つかります。

昭和元（1925）年から昭和54（1979）年までの資料をもとに、職業別の平均寿命を計算した文献によると、もっとも平均寿命が長かったのが宗教家で75・6歳、以下、実業家、政治家と続きました。

これとは別に、寺の記録に残された住職149名の死亡年齢と、それぞれの時代の男性の平均寿命を比較した調査があります。

この研究では、75年以上生きた僧にしぼり、75歳時点での平均余命を比較しました。子どもの死亡率が平均寿命におよぼす影響を除外するためです。すると、僧は一般男性とくらべて余命が平均4・2年長いことがわかりました。

そして、平成22（2010）年には興味深い報告がありました。ある大寺院に協力してもらい、現代の僧の食生活を調べ、血液検査を行ったのです。この寺院は禅宗で、鎌倉時代の戒律そのままの暮らしを守り続けています。調査対象となったのは20代の僧で、同じ20代の一般男性の集団とデータを比較しました。

平成時代ともなれば、この寺院でも炊飯器、ミキサー、オーブンなどの電化製品を使っています。ですが、食材はすべて植物性食品で、肉、魚、卵、牛乳などの動物性食品を口にすることは一切ありません。

その代わり、中世、近世の人々と同じくご飯をたくさん食べます。ご飯には17種類、お粥には20種類ものバリエーションがあり、朝はお粥、昼は白飯か麦ご飯です。おかずは食材や調理法がじつに多彩で、とくに目立つのがキノコと海藻をふんだんに使っていることでした。

正式な食事はこんにちも一日二食で、それとは別に、軽食として麺類やお餅を夕方以降に食べていました。一日二食から一日三食に移り変わる時代の食事が伝わっているのでしょう。このスタイルであれば、現代の若い僧にも受け入れられやすいと思われます。

禅僧の血液検査は異常なし

禅寺といっても、厳しい修行をする時期とそうでない時期ではカロリーの総摂取量が違い、修行の際はわずか1000~1200キロカロリーしか摂らないそうです。これはデスクワークにつく20代男性が一日に必要とするカロリーの約半分にすぎません。あえて極限状態に身を置くことで、精神修養に打ち込むのが目的と考えられます。

そんな僧らも、通常の時期は約2070キロカロリー摂取しており、同じ年代の一般男性の摂取量約2330キロカロリーとそれほど違いませんでした。

しかし、その内訳を見ると、僧の蛋白質摂取量は一般男性の65パーセント、脂質にいたってはわずか36パーセントと、圧倒的に少ないのです。その半面、炭水化物は一般男性より23パーセント多く摂取していました。

そんな生活をしていて健康を害することはないのでしょうか？　血液検査をしたところ、なんと、僧らには異常が認められませんでした。印象的だったのは、蛋白質の摂取量が少ないにもかかわらず、血液には一般男性と同じだけ蛋白質が溶けていたことです。まだ研究が必要とはいえ、一般男性の３分の２しか蛋白質を摂らなくても、体が十分に機能する可能性があるようです。

カルシウムも同様で、牛乳を飲まなくても、僧らは一般男性とほぼ同じだけカルシウムを摂取できており、血液中のカルシウム濃度は完全に正常でした。牛乳の代わりに野菜、海藻、大豆などからしっかり摂っているからです。

実際のところ、カルシウムは牛乳に飛び抜けて多いわけではないのです。「文部科学省食品成分データベース」によると、食品１００グラムに含まれるカルシウムの量は、牛乳が１１０ミリグラムなのに対して、あげ３１０ミリグラム、がんもどき２７０ミリグラム、厚揚げ２４０ミリグラム、木綿豆腐93ミリグラムとなっています。小松菜には１５０ミリグラム、春菊にも１２０ミリグラム含まれています。

また、僧は食べませんが、ししゃも３尾で１９８ミリグラム、干しエビはたった10グラムで710ミリグラムなど、和食にはカルシウムが豊富な食材がたくさんあります。

これに対して西洋料理は、料理全体に含まれるカルシウム量が多くありません。そのため西洋人は、食事とは別に、牛乳や、近年ではサプリメントでカルシウムを補うようになったといわれています。

そして僧らは食物繊維を一日に平均22・1グラム摂っていました。厚生労働省が定める20代男性の食物繊維の必要量20グラムを十分満たしています。これに対して、同世代の一般男性は平均11・5グラムしか摂取できていませんでした。

禅寺には食生活以外にも俗世と異なる戒律があります。生活は規則正しく、背筋を伸して座禅や読経を行い、呼吸を整え、心を穏やかに保つ修練を積んでいます。飲酒、喫煙が御法度なのも大きいでしょう。

しかし、食生活についていえば、禅寺で受け継がれている鎌倉時代の食事で、ここまで健康で過ごせるわけです。日本人が古代から追求してきた日本人のための健康食、和食の方向性は間違っていなかったということです。

21世紀の食養生をめざして

先に書いたように、日本人の食養生の考えかたは戦国時代までにほぼ固まっていたと考えられます。そのエッセンスをわかりやすくまとめたのが、横井也有《やゆう》の『健康十訓』です。也有は貝原益軒より70年ほどのちの時代の人で、尾張藩の重臣でありながら俳人としても活躍し、81歳まで生きました。

『健康十訓』

1　少肉多菜（肉より野菜を多く食べる）
2　少塩多酢（塩より酢を使う）
3　少糖多果（砂糖を減らし、果物を食べる）
4　少食多嚙（食べ過ぎず、よく嚙んで食べる）
5　少衣多浴（薄着にし、風呂によく入る）
6　少車多歩（車をあまり使わず、よく歩く）
7　少憂多眠（くよくよ悩まず、しっかり眠る）
8　少憤多笑（あまり怒らず、よく笑う）

9　少言多行（あれこれ言うより行動する）

10　少欲多施（欲ばらず、人に与える）

1番から4番が食事、5番、6番が生活に関する注意です。あとの4つは心の持ちかたについての助言で、ひと言でいうと、おおらかで前向きな考えかたを良しとしています。益軒の『養生訓』にも、「心穏やかに、怒りを抑え、心配の種が少なくなるようにするのが心の健康法で、これが養生の第一である」と書かれています。現在でいうストレス管理でしょう。

也有の十訓は現代医学に照らし合わせても納得できるものばかりです。日本人が同じ体質を受け継いでいる限り、先人がとなえた健康の秘訣が色あせることはありません。

現代の観点から付け加えるなら、「少肉多菜」と同時に「少肉多魚」といきたいものです。そして、ご飯と味噌汁で和食の枠組みを作り、そこにおかずをそえるようにしましょう。

4番の「少食多嚙（食べ過ぎず、よく嚙んで食べる）」は腹八分目の大切さを述べたものです。日本にも大陸と同じ薬食同源の考えかたがありますが、大陸では健康に良いものを食べなさいとすすめるだけなのに対し、日本では、どんなに良いものであっても腹八分目にとどめるよう釘を刺します。これは大陸の伝統医学とは異なる日本特有の思想といわれています。

どんな食材も大量に摂取すれば、摂り過ぎによる害が必ずあらわれます。個々の食材だけに目を向けると全体のバランスを見失うおそれもあるでしょう。足し算だけでなく引き算も行うことで、食事全体、体全体のバランスを整える。これが日本人のために日本で発展した食養生の原則です。

箸で食べる和食は、諸外国の料理とくらべて腹八分目に抑えやすいと考えられます。箸は「つまむ、押さえる、運ぶ、混ぜる、裂く、ほぐす、くるむ、切る」など、12の機能を果たすとされ、とくに、粘り気のあるご飯を一口分ずつすくえるのは箸なればこそ。中国大陸、ベトナム、朝鮮半島、日本など、米を主食とする地域で箸が使われているのはこのためです。

なかでも日本の箸には特徴があります。日本以外の地域では箸の隣に必ずスプーンが並ぶのに対し、日本は基本的に箸しか使いません。静かに、丁寧に箸で食べれば、食べ過ぎることはないものです。

魚の身をきれいにほぐせるように、先が細くなった箸を使うのも日本だけです。ここにも、心穏やかに、健やかな体を作ろうとする日本人の工夫が宿っています。

日本人が健康と長寿を願う歴史は、より良い和食をさぐる歴史でもありました。米一粒に込められた先人の情熱と祈りに思いをはせつつ、食生活を正し、和食をさらに良いものにして、私たちも、未来の子どもたちも、もっと健康になりたいものです。

おわりに

歴史に謎がつきものなのは、タイムマシンに乗って過去を見てくることができないからです。文字のなかった時代はもちろん、文字が普及してからも、記録が教えてくれるのは実際に起きたものごとの一部にすぎず、その記述が信頼できるかどうかもはっきりしません。文字の向こうにある事実は推測するしかないわけで、これが歴史の面白さでもあります。

日本人の病気と食の歴史を医師の立場から解説するという、興味深い企画をご提案いただいたのは2年ほど前のことです。多くの文献、資料にあたり、丁寧に書き進めたことで刊行までに日数がかかりましたが、歴史好きの一人として、刺激的で幸福な体験となりました。

執筆していて驚いたのは、時代をどんなにさかのぼっても、そこに「日本人」がいたことです。日本の歴史には大きな断絶がないとされています。弥生時代の日本人も折り目正しかったと伝えられていますし、聖徳太子がモデルとされる法隆寺の救世《ぐぜ》観音菩薩のお顔は、現代もよくある普通の日本人の顔です。

それと同じく、病気の克服をめざす道のりにも、一貫して日本人らしい勤勉さと几帳面さ、形より本質を尊ぶ姿勢があり、その底に日本人の自然観、生命観が流れていました。

近年、インターネットの普及によって注目されている集合知《しゅうごうち》とか集団的知性という概念があります。簡単にいうと、集団で考え、分析し、集約した意見のほうが、少数の専門家の意見よりも高度で、より正解に近いということです。

日本は人口が多いだけでなく、丹念に記録をつけ、情報を整理し、次代に引き継ぐ伝統を持つ国です。こうして作られた巨大な集合知こそ、日本を世界の長寿国に押し上げた原動力であり、次の時代の希望もここから生まれてくると信じています。本書がそのささやかな後押しとなれば幸いです。

最後に、ベストセラーズ書籍編集部の鈴木康成さん、私のエージェントである栂井理恵さんはじめ、本書の刊行にあたり、お力添えくださったすべての皆様に心より御礼申し上げます。

主要参考文献

・『日本食生活史』渡辺実(吉川弘文館 1964)
・『病が語る日本史』酒井シヅ(講談社学術文庫 2008)
・『病まざるものなし～日本人を苦しめた感染症・病気そして医家～』内藤記念くすり博物館
・「縄文時代の環境 その1―縄文人の生活と気候変動―」川幡穂高『地質ニュース』659号、2009
・「縄文時代のイヌ・その役割を中心に」山田康弘『比較民俗研究』1994/3、9
・「弥生時代の開始年代―AMS-炭素14年代測定による高精度年代体系の構築―」学術創成研究グループ藤尾ら『総研大文化科学研究』(1)、2005
・「奈良時代前後における疫病流行の研究―『続日本紀』に見る疫病関連記事を中心に」董科『関西大学学術リポジトリ 東アジア文化交渉研究』第3号、2010
・「平安貴族社会における医療と呪術 医療人類学的研究の成果を手掛りとして」繁田信一『宗教と社会』1995/6、Vol.1
・「日本におけるマラリアの史的考究―特に11世紀の日本と現代におけるマラリア感染の対処法と治療薬―」牧ら『松山大学論集』第23巻第6号、2012
・『戦国武将の食生活 勝ち残るための秘伝』永山久夫(河出文庫 1987)
・「フロイス『日本史』」東光博英「京都外国語大学付属図書館 研究者と図書館」
・「室町・安土桃山時代の食文化について」堀尾ら『名古屋経済大学自然科学研究会会誌』 第49巻第1/2号
・「曲直瀬道三の養生物語について」井上清恒『昭和医学会雑誌』第32巻第11号、1972
・「『本朝食鑑』収録の食養生記事に関する分析調査(第2報)魚介食品を中心として」石川ら『家政学雑誌』Vol.37 No.7、1986

・「病院療養食史考(第1報)小石川養生所、長崎養生所について」渡邉ら『千葉県立衛生短期大学紀要』第18巻第1号、1999
・「和菓子をめぐる風俗」国立国会図書館「本の万華鏡」第25回第2章
・「身体と喩え～江戸の養生言説における身体認識」片渕美穂子『和歌山大学教育学部紀要　人文科学』第56集、2006
・「江戸時代における獣鳥肉類および卵類の食文化」江間三恵子『日本食生活学会誌』Vol.23、No.4、2013
・「天然痘の根絶―人類初の勝利」加藤茂孝『モダンメディア』55巻11号、2009
・「我が国の医学教育・医師資格付与制度の歴史的変遷と医学校の発展過程」坂井ら『医学教育』第41巻第5号、2010
・「生活習慣の変化と疾病構造―明治・大正・昭和の軌跡」青木國雄『青木平八郎記念予防医学広報事業団疫学・予防情報』第3巻
・「脚気：白米(玄米加工)の光と影―高木兼寛と森林太郎の苦渋」青木国雄『健康文化』41号、2006
・"Birth of the Modern Diet", R.Laudan, *SCIENTIFIC AMERICAN* August 2000
・「我が国における健康をめぐる施策の変遷」厚生労働省『平成26年版厚生労働白書』
・「秋田県における脳卒中危険因子の定量的評価に関する研究」鈴木ら『平成13年度公益信託日本動脈硬化予防研究基金研究報告集書』
・「日本の農業の実態とこれからの課題」平井隆一『経済政策研究』第2号、2006
・『食事の文明論』石毛直道(中公新書　1982)
・「禅宗修行僧の食と健康」東口みづか『日本家政学会誌』Vol.61、No.4、2010

奥田昌子（おくだ・まさこ）
内科医、著述家。京都大学大学院医学研究科修了。京都大学博士（医学）。博士課程にて基礎研究に従事。生命とは何か、健康とは何かを考えるなかで予防医学の理念にひかれ、健診ならびに人間ドック実施機関で20万人以上の診察にあたる。著書に『欧米人とはこんなに違った 日本人の「体質」』（講談社）、『内臓脂肪を最速で落とす』（幻冬舎）、『「日本人の体質」研究でわかった長寿の習慣』（青春出版社）などがある。愛知県（尾張）出身。

日本人《にほんじん》の病気《びょうき》と食《しょく》の歴史《れきし》
長寿大国《ちょうじゅたいこく》が歩《あゆ》んだ苦難《くなん》の道《みち》

二〇一九年一〇月三〇日　初版第一刷発行
二〇一九年一二月一五日　初版第二刷発行

著者◎奥田昌子《おくだまさこ》

発行者◎小川真輔
発行所◎株式会社ベストセラーズ
東京都豊島区西池袋五-二六-一九
陸王西池袋ビル四階　〒171-0021
電話　03-5926-6262（編集）
03-5926-5322（営業）

装幀◎フロッグキングスタジオ
本文フォーマット◎坂川事務所
印刷所◎近代美術
製本所◎積信堂
DTP◎三協美術

ISBN978-4-584-12588-5 C0277

ベスト新書
588